나는 한 달에
1kg만 빼기로 했다

나는 한 달에 1kg만 빼기로 했다

○ 나를 위한 건강한 다이어트를 시작하다 ○

이지은 지음

지니의 365일 탈 다이어트

Jiny
Kilogram

Booksgo

다이어트는 건강한 습관을 길들이는 과정이다

자꾸만 다이어트를 실패하고 있다면 의지가 약한 것도, 식욕이 문제인 것도 아니다. 내가 내 마음이 하는 이야기를 몰랐기 때문이다. 그저 예쁜 몸, 예쁜 핏을 위해 마음이 하는 이야기를 무시한 채 외적인 모습만 관리하다 보면 무시당한 마음은 잔뜩 화가 나 폭동을 일으킨다.

바로 '폭식'이다.

외적으로 예쁜 몸매를 위해, 언젠가부터 삶의 일부처럼 당연해진 다이어트를 위해 자신을 괴롭히지 말고, 이제부터는 마음이 진짜 원하는 것이 무엇인지 귀 기울여 보자.

남들 보기에 예쁜 외모, 사회가 정한 예쁜 몸매를 위한 다이어트가 아닌 나 자신을 진정으로 사랑해 줄 수 있는 자기관리를 하자.

식욕은 참고 억누르는 것이 아니다. 만족시켜 주는 것이다.
그래야 과열된 식욕이 점차 안정을 찾고, 내 몸이 필요한 만큼만 먹고 만족하는 사람이 될 수 있다. 그래야 다이어트를 하지 않고 살을 뺄 수 있다. 그래야 의식주 중 하나인 '먹는 것'을 스트레스 없이, 온전히 만끽하며 즐길 수 있다.

그러면 당신 삶이 훨씬 행복해질 것이다.

이지은

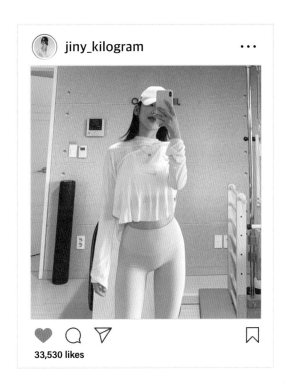

jiny_kilogram

33,530 likes

Special Thanks to

사랑하는 우리 가족들, 오래오래 함께해 온 친구들과 회원님들, 예쁜 집에 살게 해주신 황국
월 이모님, 정성 가득 담아 예쁜 영상 만들어 주시는 편집자님, 언제나 든든한 뷰스컴퍼니,
항상 믿고 응원해주시는 다이어트 노리터 이재민 대표님, 이동아 실장님, 첫 책을 함께하게
된 북스고, 좋은 기운으로 힘이 되어주신 김은숙 이사님

마지막으로 스스로를 사랑하기 위해 노력하는 모습이 아름다운 우리 지키미들

모두모두 진심으로 감사하고, 사랑합니다.

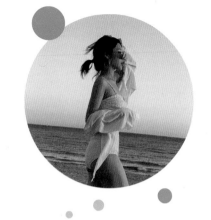

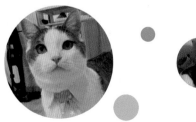

PART 02

지금 나에게 필요한
단 한 가지 동작

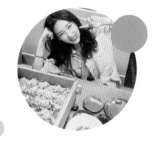

PART 03

탈 다이어트, 식단이 아닌 식사를 즐겨라

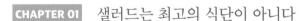

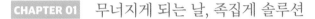
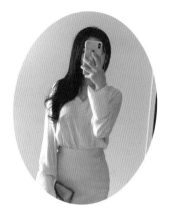

PART 04

다이어트를 방해하는
치명타를 해결하라

PART 05

운동이 취미,
건강을 위한 운동 요정이 되자

**살을 빼고 싶다면
다이어트를 그만 두어라**

참고 굶는 다이어트에서 벗어나 행복하게 다이어트 하는 방법을 소개해요.

**지금 나에게 필요한
단 한 가지 동작**

시간별, 상황별, 부위별로 나의 상태에 맞춘 운동 방법과 생활 속 스트레칭과 마사지 등을 알려줘요.

**탈 다이어트, 식단이 아닌
식사를 즐겨라**

맛있게 먹고 즐겁게 다이어트 하는 방법을 알려줘요. 외식 메뉴 추천 리스트와 고칼로리 음식을 현명하게 먹는 방법을 소개해요.

**다이어트를 방해하는
치명타를 해결하라**

폭식, 야식, 음주 등 다이어트를 방해하는 상황별 해결법을 알려줘요.

**운동이 취미,
건강을 위한
운동 요정이 되자**

가성비 좋은 헬스장 및 운동 선택 요령을 알려줘요.

사이좋은
허벅지 사이

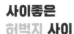

❶

❷ 우리 모두 사이좋게 지내면 좋지만 유일하게 사이가 멀어졌으면 하는 것이 있다. 바로 허벅지 사이. 스키니를 입었을 때 양쪽 허벅지 사이가 붙지 않는 핏은 많은 여성들의 로망 중 하나이다. 물론 이 허벅지 사이를 떨어트리기 위해선 전체적인 체중 감량도 필요하지만, 허벅지 안쪽 근육 운동을 통해 탄력을 만들어 주면, 라인이 정리된 탄력 있는 안쪽라인 핏을 가질 수 있다.

❸

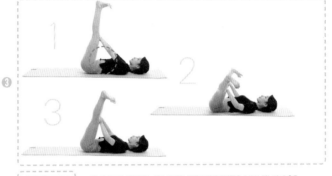

❹

운동 시간
1분
운동 세트
3세트

1 하늘을 보고 누워 다리는 위로 쭉 뻗어 올리고 허벅지 안쪽을 손으로 잡는다. 호흡을 크게 내쉬며 복부를 바닥에 밀착시켜 준비한다.

2 다리를 최대한 벌려 '양손으로 다리를 미는 힘'과 '다리를 올리는 힘'이 서로 경쟁하며 1분 동안 버틴다.

3 호흡을 내쉬며 두 다리 사이를 완전히 모아준다. 이때 서로 저항을 주며 올라온다.

❶ 지니쌤 PICK의 배경음악을 들으면서 운동해요.

❷ 지니쌤의 운동을 해야 하는 이유와 운동의 원리를 설명해요.

❸ 운동 방법을 알려줘요.

❹ 운동 횟수, 운동 시간을 알려줘요.

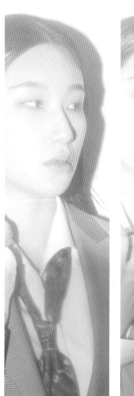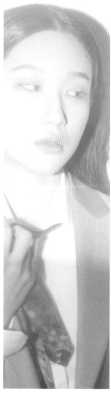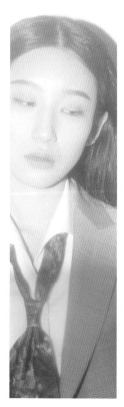

© KYMA

PART

1

살을 빼고 싶다면
다이어트를 그만 두어라

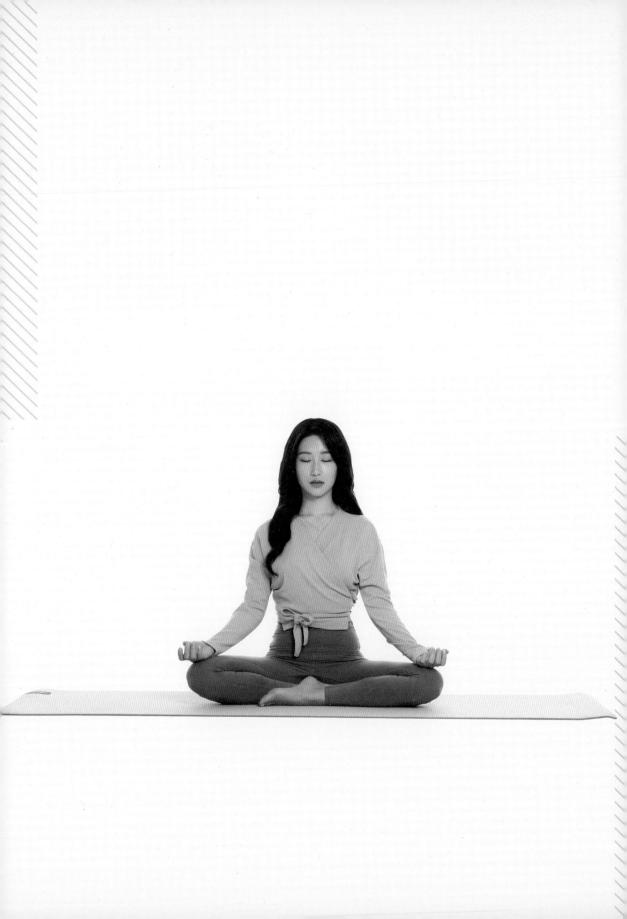

다이어트에서
탈출하는 방법

여러분이 다이어트를 하는 이유는 무엇인가? 왜 지금보다 더 날씬해지고 싶은가? 최대한 빠른 시일 내에 생각하는 목표 몸무게에 도달하면 진정으로 행복할 자신이 있는가?

지난날의 다이어트를 되돌아보라. 여러분은 어떤 다이어트로 몇 kg의 감량에 성공하고 목표했던 체중에 도달했지만, 진정으로 마음 편히 다이어트를 내려놓지 못했을 것이다.

당시에는 '외적인' 모습이 만족스러울지 몰라도 마음 한 켠에 불안함을 가지고 있었을 것이다. 늘 먹던 식단 이외의 것을 먹으면 유지하지 못할까 다시 찔까 전전긍긍하다 결국 시간이 지나 이전의 몸무게로 돌아가기를 수차례...

대체 어떤 다이어트를 해야 목표 몸무게에 도달해 꾸준히 유지할 수 있을까? 살을 빼도 금방 돌아오는 체중, 과연 원하는 몸무게를 만들어 다이어트를 그만두고 맛있는 음식을 편히 누릴 수 있을까?

다이어트를 하는 이유

다이어트를 삶의 일부처럼 해오던 사람들에게 다이어트를 하는 이유에 대해 물어보면 대부분 처음엔 당황했다가 이내 몇몇 이유를 말한다. 보통 살을 빼고 자신감을 되찾기 위해서, 누군가에게 날씬해진 모습을 보여주고 싶어서, 옷을 예쁘게 입고 싶어서 등의 이유가 대부분이다.

이와 같은 이유들엔 공통된 특징이 있다. 스스로 생각하는 목표 체중에 도달하면, 그동안 다이어트를 위해 포기한 일상 속의 행복들을 만끽할 수 있을 것이라 생각한다. 과연 꿈의 체중에 도달하면 맛있는 음식을 마음편히 먹고, 약속장소에 부담 없이 나갈 수 있을까.

현재 내 마음의 소리에 귀 기울이지 않은 다이어트를 거듭할 경우 성향에 따라 크게 두 가지의 결과로 나누어진다. 대부분은 목표한 체중에 도착하기 전에 포기하고 폭식을 반복해 체중이 들쭉날쭉 한다.

일부는 강력한 의지로 목표 체중에 도착해 외적인 모습에 만족하지만 다시 예전 몸무게로 돌아갈지 모른다는 불안감을 가지며 생활한다. 목표지향적인 성향이 뚜렷한 후자의 경우 원하는 몸매를 만들어내긴 하지만 식욕과 끊임없이 싸워야 하며 '특정 스트레스 상황'이 왔을 때 강력한 요요가 발생하기 쉽다.

다이어트의 결과에 관계없이 우리가 그동안 거듭해온 다이어트가 행복으로 이어지지 않는 이유는 무엇일까. 목표 체중은 고사하고 계획했던 다이어트를 자꾸만 실패하는 이유는 무엇일까.

다이어트 중의 나
= 다이어트 후의 나

다이어트를 실패하는 이유는 '현재의 내가 원하는 것'을 완전히 무시했기 때문이다. 내가 하고 싶은 것이 무엇이든, 다이어트에 방해되는 요소가 있다면 그저 하지 않으려고만 애썼기 때문이다. 현재의 나도 다이어트를 성공한 이후의 나도 외적인 모습은 변할 수 있어도 결국 '나'라는 한 사람이다.

내 자신감을 높이기 위해 현재의 내가 하고 싶은 것들을 모조리 무시한 채 체중감량의 가장 빠른 길로 달려가는 것은, 휘어진 기둥 위에 건물을 올리는 것과 같다. 여차저차 건물을 완성한다 해도 폭풍우 한 번에 쉽게 무너져 내릴 것이다.

물론 하루빨리 다이어트를 성공하고 싶겠지만, 체중감량 이외에 지금의 내가 원하는 것들과 원하는 정도를 알아야 한다. 다이어트에 대한 니즈와 일상에 누리고 싶은 것, 그 사이의 균형을 찾으며 천천히 걸어가야 한다. 그래야 우직한 기둥에 튼튼한 건물이 세워져 비바람이 휘몰아쳐도 이겨낼 수 있다.

그동안 삶의 일부처럼 반복해온 다이어트에 지쳤다면, 새로운 다이어트 방법을 모색하기 전에 '내가 다이어트를 하는 근본적인 이유'에 대해 생각해보자. 또한 다이어트 결과뿐만 아니라 과정 속의 내가 행복해지는 방법에는 무엇이 있을지도 고민해보자.

여러분은 친구들과 맛집에 가는 시간도, 여행지에서 맛있는 음식들을 먹는 것도, 맛있는 안주에 술을 곁들이는 것도, 달달한 디저트를 즐기는 것도 다이어트 못지않게 좋아하고 원한다. 그저 가장 빠른 다이어트를 위해 일상에서 누리던 것들을 모두 중단하길 다짐한다면 얼마못가 지치는 것이 당연하다.

맛있는 음식이 너무 좋아서 자기관리를 방관한 채 마음껏 음식을 먹어도, 배만 부를 뿐 마음의 허기를 채우지 못할 것이고, 지금보다 살이 빠지길 원해서 좋아하는 모든 것을 포기한 채 다이어트에만 매진해도 며칠 뒤 식욕이 두 배 이상 왕성해져 결국 원하는 목표와 멀어질 것이다.

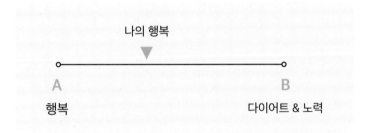

종이에 가로줄을 그어보자. 일상 속에서 내가 누릴 수 있는 행복을 A, 다이어트를 위해 내가 노력해야 할 것들을 B라 두었을 때, 이 A와 B 사이 내가 가장 행복할 수 있는 지점은 어디일까. 정답은 없다. 각자 원하는 정도가 다르기 때문에 행복의 지점도 다를 것이다.

두 마리 토끼를 잡고 '지침'없이 꾸준히 유지할 수 있는 나만의 '다이어트 강도'를 정해야 한다. 내가 일상 속에서 즐기며 이어나갈 수 있는 '자기관리의 균형'을 찾아야 한다. 그래야 현재에도 만족스럽게 즐기며 다이어트가 가능하고, 꾸준한 실행으로 목표에도 도달할 수 있으며, 도착한 이후에도 온전히 일상을 누릴 수 있다.

탈 다이어트란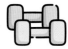

식욕을 참고 억누르지 않고, 현재의 내가 원하는 것에 집중하기 시작하면 다이어트가 쉬워진다.

'억지로'가 아닌 현재의 내가 좋을 만큼만 즐기기에 꾸준히 이어나갈 수 있고, 그런 꾸준함이 쌓여 느리지만 조금씩 내 몸과 마음에 변화를 가져다준다.

탈 다이어트는 다이어트를 관두고 매일 열정적으로 잔뜩 먹는 것이 아닌, 먹기 전, 중, 후 그리고 일상에서 식욕과의 싸움에서 해방되는 것이다. 단순히 다이어트를 위해 하루 패턴을 설정하는 것이 아닌 내가 원하는 라이프 스타일을 찾아가는 것이다.

다이어트에 정답은 없다. 내가 언제 어떻게 무엇을 얼마만큼 먹었을 때 행복하고 만족스러운지 끊임없이 공부해야 한다. 그 공부가 쌓일수록 다이어트는 세상에서 가장 쉬워진다.

내가 원하는 것을
끊임없이 공부하자

거듭 강조하지만, 다이어트를 성공하기 위해 가장 중요한 것은 '나에게 맞는 다이어트 강도'를 찾아내는 것이다. 다이어트를 계획하면서 큰 스트레스 없이 살을 잘 빼는 몇몇의 사람들을 보면 일상에 누리고 싶은 것들을 포기하지 않는 자신만의 다이어트 방법이 무엇인지 안다. 또한 자기관리를 잘 하는 사람들은 남들보다 의지가 대단해서가 아닌 애초에 크게 의지가 필요 없을 만큼만 관리한다.

평소 생각하는 워너비 다이어터를 생각해보라. 그들은 일상처럼 운동하고, 샐러드도 맛있게 먹는다. '어떻게 이렇게 하지 대단하다'는 여러분의 시선이다.

그들은 치킨의 유혹을 뿌리치고 샐러드를 먹는 것이 아닌 그냥 샐러드를 먹고 싶어서 먹는다. 피곤한 몸을 이끌고 억지로 헬스장에 가는 것이 아닌 하루 중 운동할 때가 제일 행복한 시간이라 여긴다. 오히려 아무것도 절제하지 않았기에 치킨이 먹고 싶을 땐 얼마든지 맛있게 먹으며 그들만의 관리법으로 재미있게 자신의 몸을 관리한다.

이들은 남다른 입맛, 남다른 체력과 몸매를 타고난 것도 아니다. 다만 다른 점이 있다면 자기관리를 본인이 재밌을 만큼만 한다는 것이다.

분명 이들도 처음엔 지금처럼 매일 운동하지도, 샐러드가 익숙하지도 않았을 것이다. 조금씩 하다 보니 건강한 식습관이 주는 가치를 몸소 느끼고, '좋은 습관은 당연히 가져야 해!'가 아닌 그것을 실천했을 때 느끼는 이점들이 좋아서 하는 것일 뿐이다. 그렇게 즐기다보니 좋은 습관을 실행하는 빈도가 늘어나며, 그 습관이 갈수록 단단해져 지금의 그들을 만든 것이다.

누군가의 것을 무작정 따라하지 말자. 참고하는 것은 좋지만 내가 원하는 것은 오직 나에게서만 찾을 수 있다. 그동안 방치하고 외면했던 마음의 소리에 귀를 기울여보자. 체중감량 이외에 무엇을 좋아하고 얼마나 누리고 싶은지에 대해 매일 대화하는 시간을 가져야 한다. 그래야 일상에서 아무것도 포기하지 않고 균형을 유지할 수 있는 나만의 다이어트 적정선을 찾을 수 있다.

그때는 더 이상 다이어트를 하지 않아도 된다. 좋아서 하다 보니 나의 하루, 한 달, 일 년을 좋은 것들로 채울 수 있고, 그런 날들이 늘어나다 보면 내 몸은 변할 수밖에 없다.

식단일기보다
중요한 건 관찰일기

　하루를 마무리 할 때는 오늘 먹은 음식을 기록하자. 몇 시에 어떤 음식을 얼마나 먹었는지 적어보고 그 음식들을 먹은 후 만족도를 천천히 살피자.

　예를 들어 식사 후 친구들과 케이크 한 조각을 나누어 먹었다면 과하지 않게 적당히 먹어 기분이 좋은지, 참지 못한 스스로가 한심한지에 대해 나의 감정을 자세히 살펴보는 것이다. 먹고 싶은 것을 다 먹어도 행복하지 않을 수 있다. 그렇다고 마냥 참는 것이 능사도 아니다. 마냥 참기만 한다면 언제든 폭식으로 이어지기 쉽다.

　자기 전에 오늘 먹은 음식과 양, 먹을 때 기분, 먹은 이후 기분에 대해 다시금 되짚어보자. 그래야 다음에 비슷한 상황이 왔을 때 어떤 음식을 얼마나 먹는 것이 나를 가장 행복하게 해줄지 알고, 적당한 양의 음식을 즐길 수 있다.

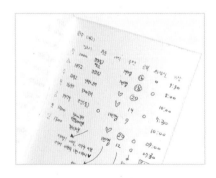

내가 가진 좋은 습관과
나쁜 습관을 리스트화 하라

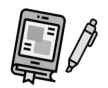

여러분이 가지고 있는 좋은 습관 5가지와 나쁜 습관 5가지를 종이에 적어 보라. 더 적어도 좋다. 다이어트 1일차와 함께, 현재 습관들을 무시한 채 갑자기 좋은 습관들로만 행동하길 밀어붙이고 강요하면 얼마 못 가 과부하가 걸린다. 한 가지 습관을 만드는 데에도 오랜 노력이 필요한데 하루아침에 몇 가지의 습관을 어떻게 한 번에 칼같이 지킬 수 있겠는가.

종이를 반 접어 왼쪽은 좋은 습관, 오른쪽은 나쁜 습관에 대해 적어보자. 나쁜 습관 중 내 다이어트를 가장 방해하는 습관 한 가지를 찾아, 그것을 당장 끊기가 아닌 줄이려고 노력하자.

지금 해야 할 것은 하루아침에 완벽한 사람으로 거듭나는 것이 아닌 나쁜 습관의 빈도를 줄이는 것이다. 그래야 나쁜 습관이 발동될 때마다 올라가는 체중 그래프의 빈도와 기울기를 줄여 멀리 봤을 때 감량하는 패턴을 만들어 낼 수 있다.

나쁜 습관 고치기의 시작은 나쁜 습관 줄이기이며, 내가 가장 개선하기 힘들다 생각하는 습관에 최소한의 선을 찾아 딱 그것만 지키려고 다짐하라.

나아가 좋은 습관을 어떻게 가지게 되었는지에 대해 탐구해보고, 이를 토대로 나쁜 습관을 어떻게 바꿀지에 대해 적용하면 훨씬 수월한 습관 개선이 가능하다.

나쁜 습관 없애기의 최소한의 선

나쁜 습관	개선하기
❶ 입이 한 번 터지면 토할 듯이 폭식하는 습관	· 식욕이 왕성해져 고칼로리의 음식을 먹더라도 2000칼로리 이내로 먹기 · 폭식을 2일 이상 이어가지 않기
❷ 저녁 12시에 야식을 먹어야 잠드는 습관	· 저녁 9시에 양질의 저녁 식사하기
❸ 음식 급하게 많이 먹기	· 1인분을 20분 동안 먹는 연습하기

'어떤 상황'에 '어떤 이유'로 폭식이 시작되는지 파악하자

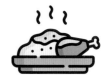

음식이 먹고 싶어지는 상황은 다양하다. 문득 거울을 봤는데 거울 속의 내 모습이 마음에 들지 않아 스트레스를 받아서, 냉장고에 넣어 둔 아이스크림이 자꾸 생각나서, 먹방 유튜버의 엽떡 먹는 영상을 보다가, 친구들과 카페에 있다가, 눈만 뜨면, 늦은 시간만 되면... 이렇게 다양한 이유로 식욕은 자극받고 한 번 먹기 시작하면 과식 혹은 폭식으로 이어지는 경우가 많다. 이들의 공통점은 '불안'이라는 감정에 휩싸일 때 '식욕'이 왕성해진다는 것이다.

나의 불안이 올라오는 상황, 폭식이 유발되는 상황을 파악해야 한다. 언제 유독 배가 고프고 언제 많이 먹게 되는지에 대해 정리해보자. 지난날을 되짚어 보아도 좋고, 앞으로 많은 양의 음식을 먹는 상황이 발생했을 때 그날그날 기록하는 것도 좋다.

식욕이 특히 왕성해지는 상황들을 작성한 후 이와 같은 상황이 오지 않게 하려면 어떻게 해야 할지에 대해 구체적인 방법을 모색해보자.

물론 방법이 찾아지는 것도 있고 딱히 대안이 나오지 않는 것도 있을 것이다. 폭식이 유발되는 모든 상황을 컨트롤 할 순 없지만, 그 중 일부만 미연에 방지해도 폭식의 빈도는 눈에 띄게 줄어들 것이다.

가짜 폭식이 발생하는 상황들을 정확히 파악한 후 그 중 미리 방지할 수 있는 상황들은 미리 예방하자.

전날 먹은 음식이 얼마나 별것이 아니었는지 되돌아보자

생각나는 특정 음식을 먹거나 여러 종류의 음식을 폭식한 후와 같이 '내가 온전히 즐기지 못한 식사시간'을 가졌다면, 먹은 후 혹은 그 다음날, 그 음식들을 다시 돌이켜보자. 새벽에는 커다랗게 느껴졌던 그 음식들이 다음날 다시 생각해보면 별게 아닌 경우가 많다.

예를 들어 새벽에 배가 고파 잠에서 깼는데 불닭볶음면이 너무 먹고 싶어 참다 참다 결국 편의점으로 달려갔다치자. 기왕 먹는 거 다 먹자는 마음에 김밥, 치즈, 치킨까지 구비해 야식 풀세트를 먹고 잤다. 이럴 땐 다음날 더부룩한 컨디션에 일어나 전날 먹은 음식들을 다시 상상해보자.

그 음식들이 그렇게 참기 어려운 대단한 존재였는지 돌이켜보자. 분명 '이게 뭐라고 그렇게 먹었을까'하고 후회가 밀려올 것이다.

불안이 올라와 특정 음식이 먹고 싶을 땐 작은 집착에 갇혀 그 음식이 이겨내기 어려운 너무 큰 존재로 느껴진다. 그럴 땐 얼마든지 먹어도 좋다. 그리고 반드시 먹은 이후나 다음날 그 음식을 다시 생각해 보아야 한다.

그래야 이후에 같은 상황이 와도 그 음식은 사실 별것이 아니라는 통찰력이 생기며, 무작정 먹고 후회하는 상황을 줄여나갈 수 있다.

종이를 반으로 나눠서 왼쪽은 좋은 습관, 오른쪽은 나쁜 습관에 대해 적어보세요. 나쁜 습관 중 내 다이어트를 가
장 방해하는 습관 한 가지를 찾아, 그것을 당장 끊기가 아닌 줄이려고 노력하는 것부터 시작하세요.

좋은 습관	나쁜 습관

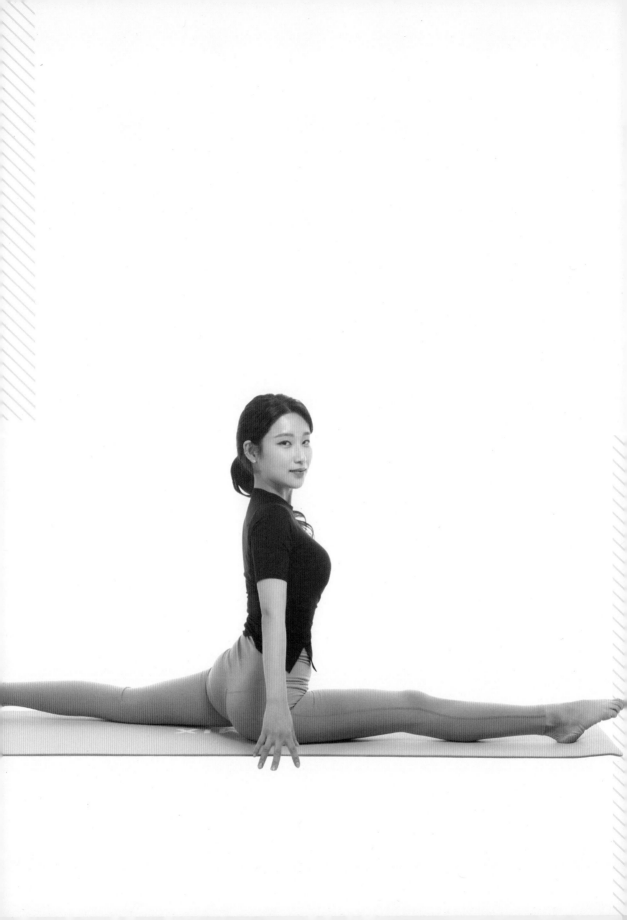

다이어트 성공여부는 '아침 루틴'에 달려있다

아침은 하루의 컨디션을 좌우하는 가장 중요한 시간이다. 어떤 아침을 맞이하느냐에 따라 하루 동안의 일과 공부, 다이어트에까지 영향을 미치기 때문이다.

'아침 루틴'은 일어나자마자 하는 어떤 행동을 하는지, 스스로 정한 규칙적인 아침 습관을 말한다. 스스로가 의식하지 않아도 알아서 척척 진행되는 아침 루틴은 온전히 나에게 주어진 하루에 대한 자신감을 가질 수 있도록 한다.

다이어트를 하고 있는 여러분이라면 자신의 하루를 어떻게 시작할지를 생각해보며, 자신만의 아침 루틴을 만들어보자.

이번 챕터에서는 다이어트를 위한 굿모닝 루트를 만들고 실행하는 방법에 대해 알아보자.

인간은
망각의 동물이다

　오늘 나의 하루를 어떻게 채울지의 8할은 아침에 결정된다. 아침을 어떻게 시작하였는가는 하루 전체에 많은 영향을 미친다.

　생각해보자. 눈을 뜨자마자 배가 고파 고칼로리의 음식으로 아침을 먹으면, 먹은 만큼 점심, 저녁을 더 가볍게 먹는 것이 아닌 '오늘은 이미 글렀어!'란 생각에 점심, 저녁, 하물며 야식까지 끊임없이 먹는 날이 된다.

　반대로 기상 후 피부와 다이어트에 좋은 요거트볼을 예쁘게 만들어 먹으면 계획했던 아침을 맞이했다는 성취감에 엔도르핀이 돌며, 이후의 식사도 잘 조절해 필요한 만큼의 건강한 음식을 즐길 확률이 높아진다.

　만약 오랫동안 야식 습관에 시달리고 있다면, 야식 끊기를 다짐할 것이 아닌 전날 식사여부와 관계없이 실천할 수 있는 나만의 아침 루틴을 만들자. 그래야 다음날을 맑은 정신으로 시작해 다가오는 새벽의 야식을 피할 수 있다.

　인간은 망각의 동물이다. 새로 계획한 좋은 습관들을 잘 유지해 오다가도 작은 스트레스에 의해 금방 무너질 수 있다. 자는 사이 줄어든 내 열정을 아침 루틴과 함께 다시 깨워주어야 한다. 맑은 정신으로 내 몸과 마음을 가득 채워야 한다.

　내 모닝을 '굿모닝'으로 만들어줄 나만의 상쾌한 루틴을 정하자. 아침에 눈 뜨면 그것부터 실행에 옮겨라.

나만의
'굿모닝 루틴'을 만들자

공복으로 야외 산책하기, 집에 있는 실내 사이클 타기, 첫 끼 먹기 전 물 2리터 마시기, 가벼운 스트레칭 후 아침으로 샐러드 먹기… 무엇이든 좋다. 중요한 것은 거창하지 않아야 한다. 살짝 의지만 더하면 어렵지 않게 실천할 수 있는 계획이여야 몽롱한 정신에도 무난히 수행할 수 있다.

스스로 정한 나만의 아침 루틴을 수행한 순간, 여러분은 열정모드로 리셋되어 이후의 시간들도 계획했던 대로 잘 보낼 수 있을 것이다.

추천하는 아침 루틴 LIST
❶ 공복으로 야외에서 30분 동안 걷기
❷ 헬스장의 러닝머신 혹은 사이클 30분 타기
❸ 몇 정거장 앞에 내려 출근길 10~20분의 거리는 걸어가기
❹ 전날 정해둔 유튜브의 운동 영상 한 가지 따라하기
❺ 샐러드와 같은 클린 식단으로 아침 맞이하기

나의 아침에 적용할 수 있는 계획이라면 무엇이든 좋다.

추천하는
다이어트 방법

  이 챕터는 다이어트에 좋은 기본 틀이다. 하지만 막무가내로 이 틀에 맞추려고 하지 마라. 각자 생활패턴과 좋아하는 음식, 배고픈 시간대는 모두 다양하기에 나에게 맞는 패턴은 분명히 따로 있다.

  이 챕터의 목적은 '이대로 하세요!'가 아닌 이 틀을 참고해 '나만의 틀을 만드세요!'이다.

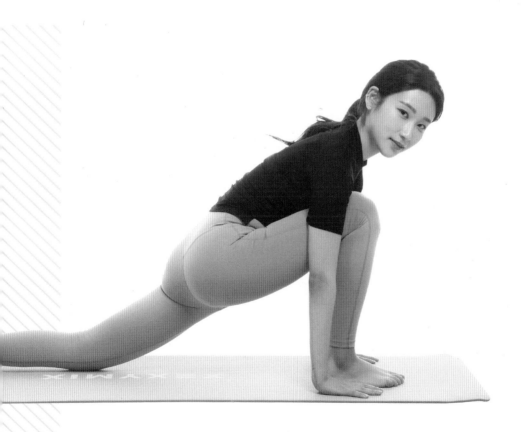

적어도 12시간의 공복은 유지하자

만년 다이어터라면 한번쯤 단식 다이어트를 도전해 보았을 것이다. 16, 18, 20시간 등 각자 설정한 시간 동안은 공복을 유지하며 정해진 시간에만 음식을 섭취하는 것이다.

공복을 일정시간 오래 유지하면, 체지방을 효과적으로 태울 수 있는 것이 사실이지만, 오히려 식욕 조절이 힘든 사람이 이 다이어트 방법을 실행할 경우 먹어도 되는 시간에 간헐적 폭식으로 이어질 확률이 높다.

하루 23시간의 공복을 유지하더라도 한 끼에 먹고 싶은 음식을 폭식할 경우, 살이 찌지는 않더라도 빠지긴 어렵다. 나아가 먹을 때 많은 양의 음식을 먹는 습관이 생겨 간헐적 단식을 그만두어도 이전보다 많은 양을 먹어야 심리적 만족을 얻을 수 있다.

간헐적 단식 다이어트에는 다양한 장점과 단점이 존재한다. 다만 이 방법이 나에게 맞다면 얼마든 지속해도 좋지만, 간헐적 폭식 혹은 먹어도 되는 시간에 음식에 대한 집착이 강해진다면 하지 않는 것이 좋다.

사실 여기에서 말하고자 하는 내용은 간헐적 단식 다이어트가 아니다. 요즘 사람들은 필요이상으로 많은 양의 음식을 시도 때도 없이 섭취해 각종 질병에 시달리는데, 간헐적 단식이 아닌 저녁을 조금만 일찍 먹어도 기본적으로 14시간 정도의 공복시간이 만들어진다.

여기에 아침 대신 아점 사이 10시 정도에 간단한 간식으로 첫 식사를 시작한다면 벌써 16시간의 공복 시간이 만들어진다.

간헐적 단식 다이어트의 여부가 중요한 것이 아니라 우리는 그동안 당연하게 유지해야 할 공복시간을 잘못된 식습관으로 잃어버리게 되었으며 이는 건강을 위해 되찾아야 할 필요가 있다.

여러분이 다니는 회사가 매일같이 야근을 시키는데 이른 아침의 출근까지 강요하면, 점차 스트레스가 늘어나다 결국 회사를 그만두고 싶지 않겠는가.

우리의 소화기도 마찬가지다. 쉬어야 하는 시간에 소화하기 어려운 업무를 잔뜩 넘기고 몸의 오너인 여러분은 나 몰라라 잠들어 버리니, 소화기 입장에선 얼마나 화가 날 일인가. 만약 소화기가 약하고 잘 체하거나 변비 혹은 설사의 빈도가 잦다면, 그들에게 매일 충분히 쉬는 시간을 주었는지부터 되돌아보자.

그동안 나쁜 식습관이 강하게 배어 16시간의 공복을 유지하기 어렵다면, 12시간의 공복 유지하기부터 시작해도 좋다. 늦은 시간의 허기짐이 힘들다면, 오후 8~9시 사이에 저녁을 먹고, 다음날 첫 끼를 오전 9시 이후에 먹어보자.

이 패턴을 1주일만 유지해도 소화기가 편해져 여러분의 붓기가 점차 완화되는 것을 느낄 수 있을 것이다.

건강에 빨간불이 켜지면 파란불로 되돌리는 데에는 오랜 시간과 노력, 그리고 정성이 필요하다. 오랜 야식습관으로 신체에 비상 신호가 켜졌다면, 하루아침에 파란불로 바꾸진 못해도 노란불로 바꾸기 위해 노력해야 한다.

심리도, 체력도 갑자기 한 번에 바뀌는 것이 아니니 변화가 느리더라도 답답해하지 말고 꾸준히 노력하자. 건강에 이로운 열가지를 하는 것보다 해로운 한 가지를 안 하는 것이 훨씬 더 건강한 삶을 유지할 수 있다.

하루 세끼
이내로 먹자

간혹 배가 고파 식욕 조절이 어렵다는 사람들의 식단을 살펴보면 식사 사이 간격이 상당히 짧으며 최소 5번에 나누어 식사를 한다. 다이어트 식단을 5끼니로 구성하여 먹는 경우를 제외하고, 섭취에 대해 조금의 틈만 생기면 불안이 올라와 머릿속이 음식 생각으로 가득해진다.

이들은 식욕 참기가 너무 힘들어 빈번하게 섭취를 한다고 하지만, 사실 끊임없이 음식을 먹을 경우 지속적으로 혈당을 자극해 더욱 배고픔에 놓이게 하는 것이다. 게다가 간식으로 먹는 달콤한 음식들은 다른 음식보다 혈당을 강하게 자극해 또 다른 단맛 혹은 단맛에 물려 매운맛을 생각나게 한다.

평소 시도 때도 없이 올라오는 식욕 때문에 힘들었다면, 며칠간 내가 먹는 음식의 시간과 메뉴 그리고 양을 기록해보자. 몇 시간 간격으로 먹는지, 하루 중 몇 번에 나누어 음식을 먹는지 체크해보자. 만약 항상 음식 생각 때문에 다이어트가 힘들고 식사 횟수가 5회 이상이라면 2~3끼니로 줄이는 것이 의외로 식욕 조절하기가 쉬울 것이다.

간식이 먹고 싶다면 식사와 함께 붙여서 먹고, 시럽이 없는 아메리카노는 언제 마셔도 무방하나 카페라테, 카푸치노와 같이 칼로리가 높은 음료일 경우엔 섭취방법에 주의하자. 시럽을 뺀 카페라테라도 두고두고 조금씩 마시는 것보단 식사시간 앞이나 뒤에 섭취하며, 한 번 마실 때 30분에서 1시간 이내로 모두 마시는 것이 좋다.

'일식소찬' 하자

음식의 궁합은 생각보다 까다롭다. 서로 어울리는 것끼리 먹어야 세포가 좋아하며 살이 찌지 않는다. 육류와 어류를 함께 먹을 경우 소화시간은 두 배 이상 길어진다. 식사 이후 달콤한 후식을 먹을 경우 뱃속에 당질이 과다해져, 이상발효가 함께 일어나 음식 독소가 생성된다. 달콤한 후식에는 아이스크림, 케이크뿐만 아니라 과일도 포함된다.

한 끼의 식사를 구성할 경우 너무 다양한 종류의 음식은 삼가하자. 만약 뷔페에 갈 일이 있다면 육류와 어류 중 더 좋아하는 한 가지 종류만 골라 섭취하는 것이 좋으며 후식은 되도록 피하는 것이 좋다.

나아가 다양한 종류의 음식을 한 번에 먹을 경우, 오히려 '먹었다'는 만족감이 적어 평소보다 더 많은 양의 식사를 하게 만든다. 또한 피자에 피클, 치킨에 치킨무, 짜장면에 단무지와 같은 음식과 탄산음료, 맥주와 같은 음료들은 메인 음식의 지루함을 망각시켜 더 많이 먹게 만든다. 먹을 땐 메인 음식만 먹는 연습을 해보자. 만약 단무지 없이 짜장면을 먹기 싫다면 '작전성공'이다. 단무지가 없어 짜장면을 먹지 못하겠다면 안 먹으면 된다.

주변에 다이어트가 필요하지 않은 적당히 먹는 식습관을 가진 사람들을 살펴보자. 음식의 종류마다 차이는 있지만, 식사할 땐 메인 메뉴에만 집중하며 피클, 김치, 단무지와 같은 반찬을 크게 즐기지 않는다. 또한 다양한 음식이 마련된 자리에서도 좋아하는 몇 가지의 음식만 먹는 경우가 많다.

물을 꾸준히 섭취해 배고플 틈을 주지마라

다이어트와 함께 첫 번째로 계획하는 습관은 '물 많이 마시기'이다. 하지만 다이어트를 위한 규칙 중의 일부로 '물 많이 마시기'를 설정할 경우 며칠 내로 그만두기 쉽다.

그렇다면 다이어트 첫 날을 '물 먹는 하마데이'로 지정해보자. 그날은 무슨 일이 있더라도 최소 3리터의 물을 마시는 것이다. 매일 3리터를 마시지 않아도 된다.

평소 물 마시는 습관을 만들기가 어려웠다면, 매일 2리터 마시기를 목표로 잡는 것보다 오늘 하루만 작정하고 3리터를 마셔보자. 물이 주는 효과를 직접 경험하면 이후엔 수분섭취량이 자연스레 늘어날 것이다.

물 마시기 3리터를 성공한 날엔 평소보다 크게 배고픔에 시달리지 않을 것이다. 나아가 정해둔 식단도 그다지 생각나지 않을 것이다. 가짜 식욕이 올라올 땐 물을 마셔보자.

하지만 이미 배가 고파 마음이 흔들리는 상태엔 물에 눈길이 가지 않는다. 미리 충분한 수분을 섭취해 애초에 배고플 틈을 주지 않으면 식욕과 싸우는 힘든 다이어트에서도 벗어날 수 있다.

백 마디 말보다 한 번의 경험이 중요하다. 이 글을 읽었다면, 이후에 얼마만큼의 물을 어떻게 마셔도 괜찮으니 딱 하루만 날을 잡고 3리터 마시기를 도전해보자. 직접 마셔보면 왜 이토록 강조하는지 깨닫게 될 것이다.

물 많이 마시는 방법

❶ 물이 익숙하지 않다면, 카페인이 들어 있지 않은 캐모마일, 페퍼민트, 둥글레 차와 같은 차를 넣어 마시면 각 차의 효능도 함께 흡수할 수 있다.

❷ 식욕이 당길 땐 탄산수에 레몬원액을 희석시켜 먹으면 적당한 포만감과 함께 입을 리프레시 시켜 음식 생각이 사라지게 도와준다.

❸ 그냥 마시는 것보다 빨대를 이용하면 훨씬 수월하게 마실 수 있다. 큰 차이가 없어 보여도, 고개를 드는 것보다 빨대로 마시는 동선이 훨씬 짧기에 빨대를 이용할 경우 더 많은 양의 수분섭취가 가능하다.

체중계를 멀리하자

　다이어트를 할 때 얼마나 자주 체중계에 올라서는가. 다이어트를 하는 많은 사람들이 필요 이상으로 체중을 체크하며 신경 쓰고 스트레스를 받는데, 굳이 그럴 필요가 없다.

　우리 몸의 체지방은 하루아침에 크게 증가하지도 감소하지 않으며 하루 굶어 체중이 빠지더라도 대부분은 수분이 빠진 것이다. 반대로 하루 폭식해 올라간 체중의 대부분도 붓기일 뿐이다. 또한 식사여부와 관계없이 활동량 부족, 순환 정체, 월경으로 인한 호르몬 작용 등 우리의 체중은 다양한 이유로 생각보다 큰 폭의 편차를 만든다.

　그 말인즉 체중을 굳이 자주 측정할 필요가 없으며 궁금하더라도 의식적으로 체중계를 멀리해야 한다. 다이어트를 끊임없이 반복해온 사람들 대부분이 체중측정과 함께 '식욕'에 영향을 받는다.

　며칠 동안 식단을 열심히 챙겨먹다가 측정해본 체중이 생각보다 큰 변화가 없다는 실망감에 '식욕'이 생기고, 체중이 올라가면 올라간 대로, 그대로면 그대로인 대로 스트레스를 받아 무언가가 먹고 싶어진다. 심지어 기대보다 내려가 있으면 '방심'한 마음에 또 '식욕'이 유발된다.

　이처럼 심리적으로 좋지 않은 영향을 미치는 '체중측정'은 되도록 하지 않는 것이 좋다. 체중을 재더라도 1~2주에 한 번 화장실을 다녀온 후의 아침 공복상태에서 확인하는 것이 좋다. 물론 이때도 참고용으로 생각하며 편안한 마음으로 체중계에 올라서야 한다.

혹시 습관적으로 체중을 많이 재어 왔기에 체중을 확인하지 않는 것이 불안하다면, 체중측정 대신 하루동안 먹은 칼로리를 체크하자. 물론 가장 이상적인 다이어트는 체중, 칼로리, 공복시간 이 세 가지의 숫자강박에서 벗어나는 것이지만, 체중에 대한 강박이 심하다면 체중 대신 칼로리를 체크해 몸무게에 대한 강박에서 조금씩 벗어날 수 있다.

다음은 하루 권장 칼로리와 다이어트용 하루 권장 칼로리의 계산법이다.

나에게 필요한 하루 칼로리 계산법

· 하루 권장 칼로리 = 표준체중 X 활동지수

· 표준체중 = (키 - 100) X 0.9

활동지수

- 대부분의 시간을 앉아서 보냄   25

- 규칙적인 생활로 활동량 보통   30~35

- 육체노동으로 활동량 많거나 규칙적인 운동   40

· 다이어트용 하루 권장 칼로리 = 하루 권장 칼로리 - 500

예를 들어 A의 키가 163cm이고 평소엔 앉아서 보내지만 매일 1시간씩 꾸준히 운동한다면 활동지수를 30 정도로 잡고 계산식에 대입하면 된다.

$$[(163-100) \times 0.9] \times 30 = 1701kcal$$

$$\underline{키} \qquad \underline{활동지수}$$

A의 하루 권장 칼로리는 1701칼로리이며, 하루 동안 이 칼로리만큼 섭취할 경우 체중은 유지되며 이하로 먹으면 체중은 감소되지만 지나치게 적게 먹는 것은 건강에 해롭다. 그래서 추천하는 다이어트 권장 칼로리는 500칼로리를 뺀 1201칼로리이다.

이와 같은 방법으로 나에게 맞는 권장 칼로리를 계산해 하루 섭취량이 권장 칼로리를 넘지 않게 섭취하였는지만 체크하면 된다. 물론 칼로리보다 중요한 것은 '영양구성' 혹은 '얼마나 잘 흡수하느냐'이기에 '칼로리'만 맹신해선 안 되지만, '내 마음의 편안함을 찾아줄 지표'로 사용하기엔 더할 나위 없이 좋은 방법이다.

마음이 여유로운 날은 다이어트 권장 칼로리에 맞추어 섭취하고, 오늘따라 식욕이 오르거나 추가로 약속이 생긴 경우엔 하루 권장 칼로리 이내로만 섭취해도 충분하다. 물론 그 이상으로 먹더라도 좌절하지 말고 다음날의 식사량을 줄이면 된다.

· 칼로리 계산이 어렵다면 'FatSecret의 칼로리 카운터'란 어플을 이용하면 손쉽게 계산할 수 있다.
· 다이어트 권장 칼로리의 결과가 1000칼로리 이하일 경우 섭취량을 줄이기보다는 활동량을 늘려주어야 한다.

탈 다이어트 십계명

1 다이어트 하는 이유를 명확히 하자.

2 지치지 않고 꾸준히 할 수 있는 나만의 다이어트 강도를 정하자.

3 아침에 일어나 정해둔 나만의 아침 루틴부터 실천에 옮기자.

4 건강을 위해 하루 최소 12시간의 공복을 유지하자.

5 하루 세끼 이내로 섭취하자.

6 한 끼에 너무 다양한 종류의 음식 섭취는 피하자.

7 물을 틈틈이 섭취해 배고플 틈을 주지말자.

8 체중 대신 칼로리를 측정하자.

9 하루 식단일기와 함께 자기 관찰일기를 작성하자.

10 폭식했다면 폭식하고 난 후의 마음을 그대로 바라보자.

지금 나에게 필요한
단 한 가지 동작

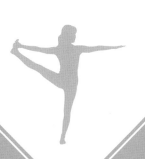

기본 동작

다음은 운동에 많이 사용되는 기본 동작의 설명이다. 진정한 운동은 어렵고 화려한 동작을 무작정 따라하는 것이 아닌 놓치고 있는 부위를 정확히 컨트롤해 나가는 것이다.

기본 동작의 꾸준한 연습으로 정확성을 올려주면 해당 동작에 대한 효과가 훨씬 좋다. 동작의 포인트를 한 번에 모두 외우려하기 보단 운동하면서 답답한 부분이 생길 때 참고하면서 불편하거나 궁금한 점을 하나씩 해결해보자.

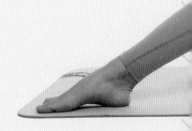

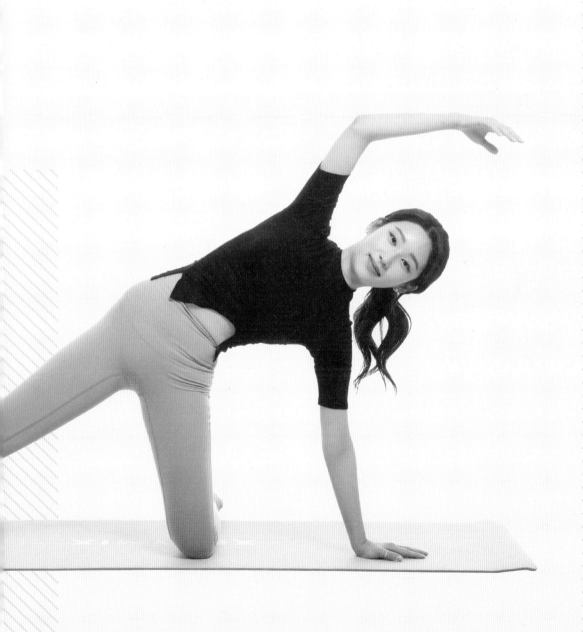

플랭크
PLANK

코어 운동 중 가장 대표적인 동작이다. 코어 근육을 강화하면 운동 수행 능력을 높일 수 있어 부상을 방지하며, 특히 복부의 탄력이 좋아져 밥을 먹어도 배가 나오지 않게 된다. 이 동작을 정확히 수행할 경우 견갑의 안정성, 거북목에 효과가 좋다.

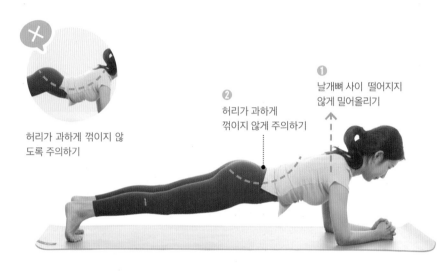

허리가 과하게 꺾이지 않도록 주의하기

❷ 허리가 과하게 꺾이지 않게 주의하기

❶ 날개뼈 사이 떨어지지 않게 밀어올리기

턱 당기기

어깨와 팔꿈치 일직선 유지하기

주먹으로 바닥을 누르는 힘에 집중하기

벽이 있다 상상하며 발목 90도 유지하기

발 사이는 어깨너비만큼 벌리기

풀 플랭크

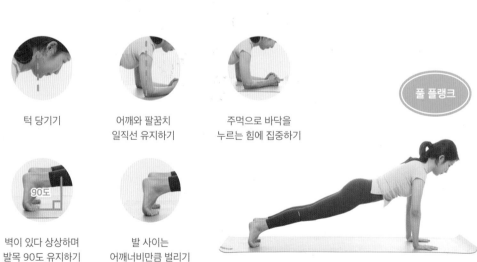

사이드 플랭크
SIDE PLANK

플랭크의 옆모습 버전이라 생각하면 쉽다. 이 또한 코어 운동으로, 매끈한
옆구리를 만드는 데에 도움이 된다.

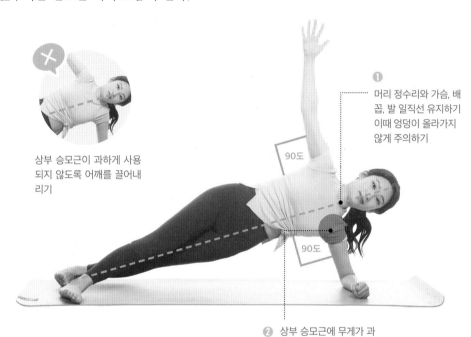

상부 승모근이 과하게 사용
되지 않도록 어깨를 끌어내
리기

① 머리 정수리와 가슴, 배
꼽, 발 일직선 유지하기
이때 엉덩이 올라가지
않게 주의하기

90도

90도

② 상부 승모근에 무게가 과
하게 실리지 않게 어깨
끌어내리는 힘과 몸을 하
늘로 올리는 힘 유지하기

턱 당기기

발 사이는
어깨너비만큼 벌리기

팔뚝(삼두)이 약할수록 주먹
이 뜨고 무게가 팔꿈치에 집
중되는데, 의식적으로 주먹
으로 바닥 누르기

풀 사이드
플랭크

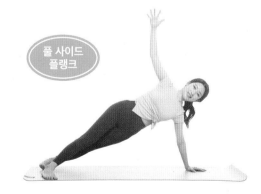

스완
SWAN

허리 디스크 재활에 가장 먼저 등장하는 동작이다. 짧아진 장요근을 스트레칭 하는 동시에 굳어 있는 흉추의 움직임을 깨워 거북목, 라운드 숄더에도 효과가 좋다. 특히 등 운동을 할 경우 흉추의 움직임이 굳어 있으면 체형교정과 원하는 뒤태를 만드는 데에 한계가 발생한다. 등 운동 전에 이 동작을 5분 정도 연습하는 것을 추천한다.

준비자세

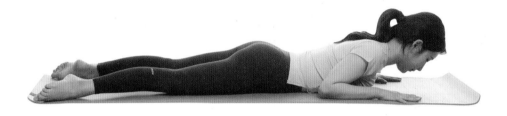

턱 당기기

양손 어깨보다
살짝 위에 두기

세미 스완

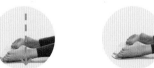

발등으로 바닥을
계속 누르기

발 사이는
어깨너비만큼 벌리기

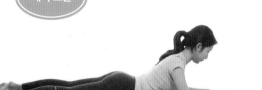

가슴 뒤쪽이 신전되지 않으면 팔꿈치까지만 올린
세미 스완부터 연습하자.

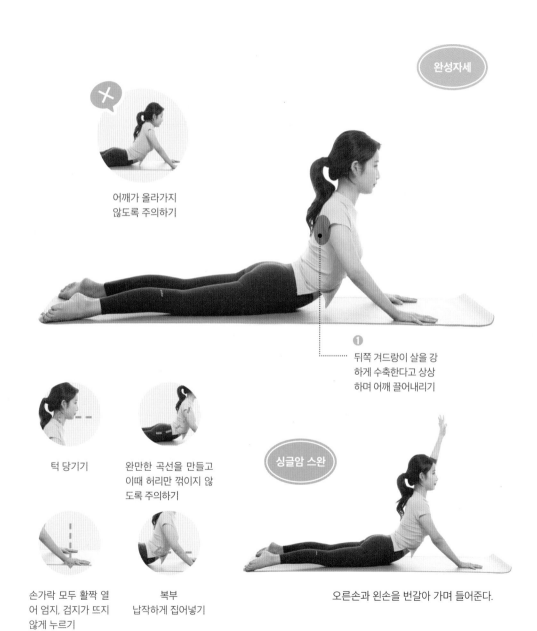

어깨가 올라가지
않도록 주의하기

❶
뒤쪽 겨드랑이 살을 강
하게 수축한다고 상상
하며 어깨 끌어내리기

턱 당기기

완만한 곡선을 만들고
이때 허리만 꺾이지 않
도록 주의하기

싱글암 스완

손가락 모두 활짝 열
어 엄지, 검지가 뜨지
않게 누르기

복부
납작하게 집어넣기

오른손과 왼손을 번갈아 가며 들어준다.

네발기기
QUADRUPED

견갑의 안정성 찾기에 가장 기본이 되는 동작이다. 뿐만 아니라 상체 골고루 정확한 쓰임을 찾을 수 있다. 이 동작은 특히, 대충 모양만 만들면 이게 무슨 운동이야 하지만 포인트 설명을 충분히 숙지해 수행하면, 생각보다 난이도가 있는 힘든 동작이 된다.

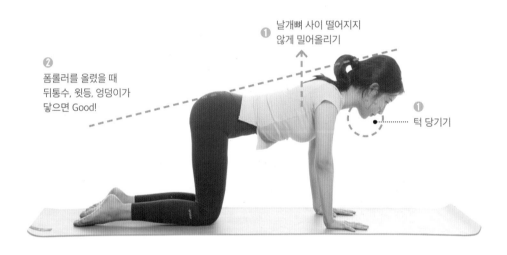

❶ 날개뼈 사이 떨어지지 않게 밀어올리기

❷ 폼롤러를 올렸을 때 뒤통수, 윗등, 엉덩이가 닿으면 Good!

❶ 턱 당기기

엉덩이와 무릎 일직선 유지하기

팔꿈치 아주 살짝 접기

어깨너비만큼 손 사이 벌리기

어깨와 손 일직선 유지하기

복부 납작하게 집어넣기

무릎 사이는 주먹 하나 들어갈 너비로 벌리기

발 사이는 주먹 하나 들어갈 너비로 벌리기

준비자세

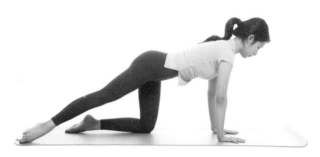

한쪽 다리를 편 상태로 준비한다.

레벨업 ❶

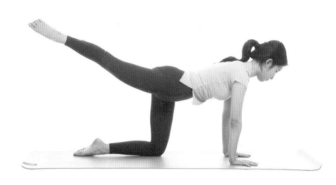

편 다리를 들어 천장을 향해 뻗는다.

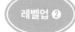

레벨업 ❷

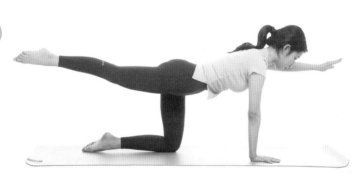

다리를 엉덩이 높이만큼 들어올린 후 반대쪽 팔을 앞으로 뻗는다.

백 플랭크
BACK PLANK

플랭크가 주로 앞쪽 코어를 단련해 준다면 백 플랭크는 뒤쪽 코어를 단련
해 준다고 생각하면 쉽다. 뿐만 아니라 라운드 숄더 교정, 팔뚝 살에도 효과
가 좋다.

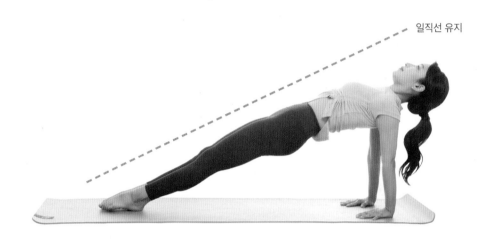

일직선 유지

복부 집어넣기

턱 당기기

팔꿈치
아주 살짝 접기

세미 백
플랭크

손가락 모두 활짝 열
어 엄지, 검지가 뜨지
않게 누르기

손 사이는 어깨너비만
큼 벌리기

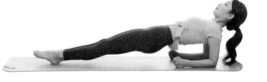

손목이 아프다면 손목에 무게가 실리지
않는 세미 백 플랭크부터 연습해보자.

기본 동작 이름 옆의 QR을 찍으면 나오는 음악에 맞춰서 1분 동안 기본 동작을 따라해보세요.
꾸준히 연습하면 해당 동작의 포인트를 쉽게 익힐 수 있을 거예요.
일상 속에서 틈틈이 하다보면 어느샌가 내 몸의 긍정적인 변화를 느낄 수 있을 겁니다.

날짜	플랭크	사이드 플랭크	스완	네발기기	백 플랭크

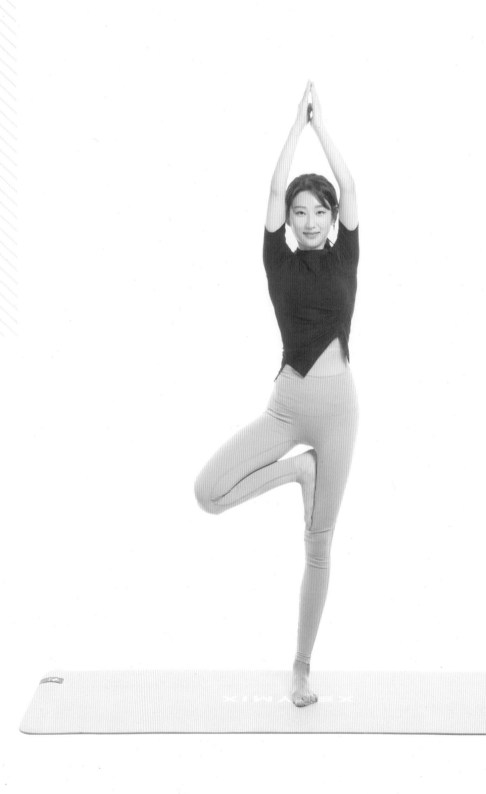

시간대 별
맞춤 운동

　자신의 체력에 맞는 적당한 운동은 언제나 좋지만, 시간대 별로 각자의 컨디션과 원하는 효과는 다르다. 아침에는 준비운동 없이도 다치지 않고 안전하게 할 수 있으며, 몸을 깨워주고 잠든 순환기를 활성화 시키는 데 도움이 되는 운동이 좋다. 저녁은 다이어트 실패의 8할을 차지하는 야식을 잊고 숙면하기 위한 경직된 몸을 릴렉스 시킬 수 있는 운동이 유리하다.

　아침 운동이 좋을까 저녁 운동이 좋을까. 정답은 '내가 운동하기 가장 좋은 시간'이다. 아침 공복 유산소 운동이 아무리 체지방을 잘 태운다고 해도 평소 저혈압이 심한 사람에겐 치명적일 수 있듯 각자에게 좋은 운동 시간은 모두 다르다.

　또한 같은 운동 시간이라도 어떻게 하느냐에 따라 효과는 천차만별이다. 자기 전 운동이 몸을 활성화시켜 잠드는 것을 방해할 수도 있고, 몸의 움직임이 머리를 맑게 해주어 숙면에 도움이 될 수도 있다.

기상 후 몽롱함에서 벗어나게 도와주는 침대 운동

누구나 아침형 인간에 대한 로망이 있다. '내일은 일찍 일어날 거야!'하며 다짐하고 잠을 청하지만, 아침시간 눈을 살짝 떴을 때 침대의 매력은 어마어마하다. 수많은 습관, 성공을 이야기하는 책에서 새벽 5시의 기상을 강조하지만, 사실 우린 평소보다 30분 일찍 일어나는 것만으로도 하루를 두 배 여유롭게 즐길 수 있다.

갑자기 새벽형 인간이 되려고 욕심내지 말고 평소보다 딱 30분만 일찍 일어나 보자. 우리는 그렇게 매일 '30분의 시간'을 선물 받을 수 있다.

30분 동안 뉴요커처럼 커피 한 잔을 즐길 수 있고, 잠깐의 독서로 많은 지혜를 얻을 수 있다. 꼭 무언가를 하지 않더라도 급한 시간 속 '복잡한 교통'에서 받는 '짜증'을 줄여 내 마음을 불편한 상황에서 보호할 수 있다.

평일 아침 출근시간이 일러서 여유에 잠길 시간이 없다면, 출근길 30분 정도의 거리를 걸어가 보는 것은 어떨까. 출근길의 짧은 산책은 운동할 시간이 없다고 말하는 스스로를 꾸준히 운동하는 사람으로 만들어 준다. 북적한 지하철, 버스로부터도 해방시켜주며, 무엇보다 내가 가지고 있는 '사소한 집착'에서 벗어나게 해준다.

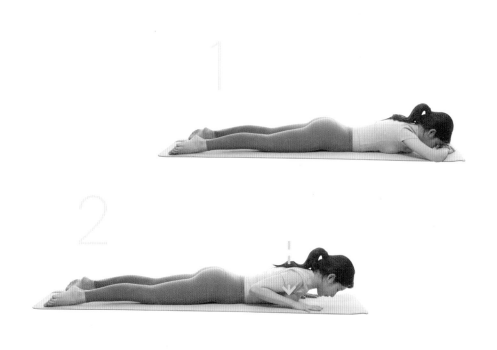

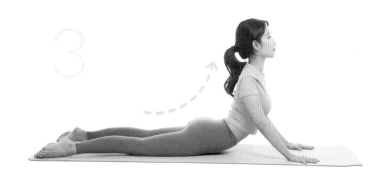

운동 횟수
10회

- - - - - - - - - - -

운동 세트
3세트

- - - - - - - - - - -

기본 동작
스완
(50쪽 참고)

1 침대에서 눈을 떴다면 그대로 편안하게 엎드린다.

2 양손을 어깨 옆에 두고 어깨를 끌어내린다.

3 그대로 호흡을 내쉬며 상체를 웨이브 하듯 일으킨다.

유독 부은 아침
간단히 붓기 빼는 운동

몸의 붓기는 불편함을 참으면 그만이지만, 얼굴 붓기는 하루의 자신감, 자존감, 나아가 전반적인 기분에 많은 영향을 준다. 여자라면 누구나 공감할 것이다. 얼굴이 부은 날은 화장을 해도 커버하기 어렵다. 부은 얼굴을 케어하기 위해 화장을 더 진하게 해도 마음의 답답함만 가중된다. 이런 날은 화장보다 내 얼굴 붓기 케어에 시간을 조금 더 투자해 보자.

전날 야식을 먹거나 PMS(월경 전 증후군) 기간의 호르몬으로 인해 대사가 느려지거나 혹은 변비, 감기 등 많은 이유로 붓는다. 잠을 너무 많이 자도 반대로 너무 못 자도 붓는다. 이 다양한 원인의 공통점은 한 가지! 바로 '순환'이다. 특히 순환 중에서도 '소화기의 순환'이 직접적이라 하겠다.

아침 식사 전 비어있는 소화기를 간단한 동작으로 깨워준다면 동작 직후 모든 붓기가 바로 사라지는 것은 아니지만 시간이 지날수록 평소보다 빨리 붓기가 완화되는 것을 확인할 수 있을 것이다.

지니쌤 TMI

· 이 운동은 더부룩할 만큼 많이 먹은 것이 아니라면 식사 후에 진행해도 좋지만 내 몸이 비어있는 상태일수록 효과가 좋다.

· 몸이 차고, 소화기가 약한 사람일수록 얼굴이 잘 붓는다. 이와 같은 체질은 평소 차가운 음식보단 따뜻한 음식이 좋으며, 커피도 아이스보단 따뜻한 커피가 신체 컨디션에 훨씬 도움이 된다. 평소 몸이 차고 수족냉증이 있지만 '얼죽아(얼어 죽어도 아이스 아메리카노)!'라고 한다면, 아이스 커피를 마시되 기상 직후부터 아이스 커피로 하루를 시작하는 패턴은 되도록 피하는 것이 좋다.

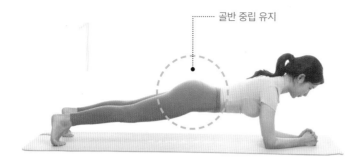

골반 중립 유지

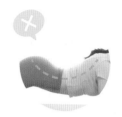

허리가 너무 꺾이지 않게 주의한다.

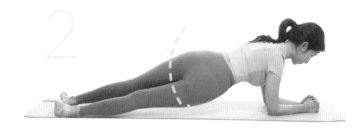

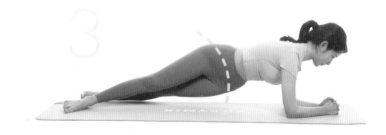

<table>
<tr><td>운동 횟수
10회
(좌우왕복 1회)</td></tr>
<tr><td>운동 세트
3세트</td></tr>
<tr><td>기본 동작
플랭크
(48쪽 참고)</td></tr>
</table>

1 기본 플랭크 동작을 취한다. 이때 다리는 어깨너비 정도가 좋다.

2 상체는 정면을 그대로 유지한 채 엉덩이를 오른쪽 바닥에 닿기 전까지 기울이며 호흡을 내쉰다.

3 호흡을 마시며 엉덩이를 제자리에 두고 기본 플랭크 자세로 돌아온다. 다시 호흡을 내쉬며 엉덩이를 왼쪽 바닥에 닿기 전까지 기울인다.

· 운동 세트 사이 휴식은 1분에서 1분 30초 정도를 추천한다.

숙면에 도움이 되는 불면증 케어 운동

'불면증'을 가진 사람들은 잠에 대한 두려움이 있다. 불면증을 해결하고 싶어 숙면에 대한 방법을 알아보고 매일 밤 잠과의 사투를 벌이지만, 아이러니하게도 '자려는 노력'이 내 머리를 활성화 시켜 더 못 자게 방해한다.

불면증에서 완전히 벗어나는 유일한 방법은 '저녁시간의 잠'에 대한 불안을 없애는 것이다. 유독 걱정할 것이 많고 생각이 많아지는 밤은 불안이 가중되어 더 잠이 오지 않게 된다.

머리를 비우고 잠에 들려고 노력하다간 오히려 생각이 머릿속을 꽉 채우기 일쑤다. 핸드폰은 잠시 손이 닿지 않을 만한 곳에 내려두고 침대에 누워 '이 동작'을 진행해보자. 서서히 머릿속 가득한 고민을 머리에서 몸으로, 몸에서 발끝으로, 발끝에서 천천히 흘려보내는 데 도움이 될 것이다.

지니쌤 TMI

· 하루일과를 마친 저녁시간이라면 언제든 진행해도 좋다.

운동 시 주의할 점

· 평소 일어서서 상체를 숙이거나 오래 앉아있을 때 허리 쪽 척추가 아픈 사람들은 디스크의 위험이 있기에 이 동작은 추천하지 않는다. 디스크 환자에게도 코어가 필요하지만 이미 디스크가 약한 사람이 해당 동작을 혼자 진행할 경우 다칠 위험이 있다.

· 가만히 서있을 때 허리가 과하게 꺾인 체형이나 허리 척추 옆 라인이 세로로 아픈 사람들은 이 동작으로 통증 완화에 도움이 될 수 있다.

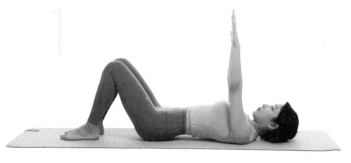

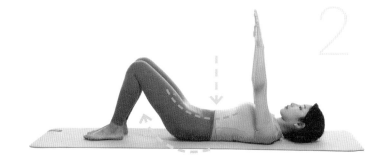

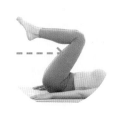

허리가 바닥에 잘 붙지 않는다면 무릎을 좀 더 가슴 방향으로 당겨 난이도를 낮출 수 있다.

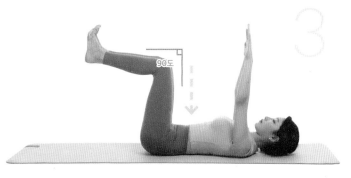

1 하늘을 보고 바르게 누워 양다리를 붙이고 무릎을 세운다. 손은 앞으로 나란히 하여 뻗는다.

2 꼬리뼈를 강하게 말아 호흡을 내쉬며 아랫배가 볼록해지지 않게 집어넣는 힘을 주어 하부 코어를 활성화 시킨다.

3 2의 힘을 유지한 채로 다리를 90도로 올려준다. 이 동작을 유지하며 3분 동안 편안하게 호흡한다.

잠이 안 올 때
잠이 오게 도와주는 운동

'잠을 자는 것이 왜 어려운 일이지?'라는 생각을 한 적이 있다. 머리와 베개가 맞닿기만 하면 바로 잠이 들어버리다 보니 '잠'의 어려움에 대해서 심각하게 받아들이지 못하는 사람들이 있다. 하지만 주변을 돌아보면 생각보다 '잠들지 못하는 괴로움'을 호소하기도 한다.

자려고 누웠지만 머리에 생각이 가득해져 '졸음' 자체가 오지 않아 당황스러운 밤, 편안하게 잠들기 위해선 생각을 머리에서 발끝으로 보내고 몸의 긴장을 풀어야 한다.

전신을 릴렉스 시켜 마음의 불안을 거둬내 서서히 안정감을 찾을 수 있다. 저녁만 되면 '오늘은 어떻게 잠들지'란 불안한 마음이 생긴다면 '이 동작'을 따라해보자.

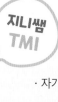

지니쌤 TMI

· 자기 전 침대에 누워 이 동작을 마무리로 하여 숙면을 해보자.

운동 시 주의할 점

· 두께가 두꺼운 베개는 피한다.

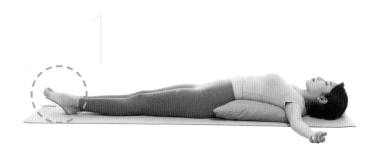

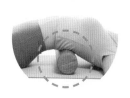

베개 대신 폼롤러를 사용해
도 된다.

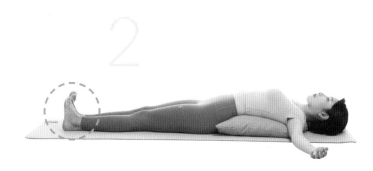

1 평소 베고 자던 베개를 등에 대고 눕는다. 좋은 위치는 어깨와 엉덩이가 모두 편안하
   게 닿는 위치가 좋다. 양팔은 옆으로 편안하게 열어두고 손바닥은 위를 향한다.

2 상체는 편안한 상태를 유지한 채 발끝을 길게 뻗는다. 발의 움직임에 집중하며 발끝
   을 최대한 접는다. 3분 동안 편안하게 호흡하며 발목 접었다 펴기를 반복한다.

운동할 시간 없이 바빴던 하루
굵고 짧게 하는 운동

일상 속에서 매일 시간을 투자하여 꾸준히 운동하기란 쉽지 않다. '운동'을 직업군으로 가진 트레이너 선생님, 필라테스 선생님이라면 30분의 시간만 생겨도 어렵지 않게 운동이 가능하다. 하지만 집안일, 공부 혹은 직장에서 업무를 하다보면 따로 운동을 위한 시간도 부족하고, '운동하는 곳'에 갈 힘도 남아있지 않다.

주말 혹은 스케줄이 여유로운 평일은 내가 좋아하는 운동을 취미삼아 다니는 것이 좋지만, 야근하고 퇴근하기 바빴다면 다음날 나의 컨디션을 맑게 도와줄 파워업 운동을 짧고 굵게 해보자. 운동의 효과뿐만 아니라 바쁜 날도 꾸준히 운동을 해냈다는 성취감에 다른 목표에도 한걸음씩 더 가까워지는 나를 발견할 수 있을 것이다.

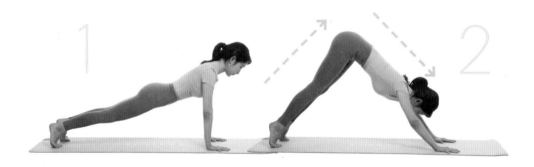

운동 횟수 10회	1 두 팔을 모두 펴고 풀 플랭크 동작을 취한다. 이때 다리는 어깨너비 정도가 좋다.
운동 세트 3세트	2 호흡을 내쉬며 엉덩이를 들고 상체를 숙여준다. 내 몸을 'ㅅ'자로 만든다고 상상하며 동작을 취한다
기본 동작 플랭크 (48쪽 참고)	· 플랭크는 정확한 동작이 가능하도록 틈틈이 한다.

아침 운동이 좋을까 저녁 운동이 좋을까를 고민하지 말고
'내가 운동하기 가장 좋은 시간'을 선택해서 '나에게 맞는 운동'을 꾸준히 하는 것이 중요합니다.

날짜	나의 운동	아침	점심	저녁

과식 단계별
케어 운동

우리는 소식(小食)이 주는 다양한 이점들을 잘 알고 있지만, 막상 맛있는 음식 앞에서는 기분 좋을 만큼 먹고 멈추기란 쉽지 않다. 다이어트 하느라 절제해오던 식욕이 폭발하기도 하고, 먹은 김에 먹자란 생각으로 스트레스 받았을 때, 마음이 불안할 때, 운동을 지나치게 많이 했을 때 등 우리의 식사는 너무도 쉽게 '과식'으로 이어진다.

괜찮다. 많이 먹고 후회하는 스스로를 자책하지 말자. '식욕'은 많은 사람들이 잘 다스리지 못하는 강력한 욕구 중 하나이다.

우리는 식욕을 컨트롤 하지 못해 폭식한 것이 아닌, '허기짐'과 같은 불안요소를 빠르게 제거할 수 있는 최선의 선택을 한 것이다. 그동안 마음이 불편해졌을 땐 음식을 많이 먹는 것을 선택했다. 그러고 나면 몸은 불편하지만 '그 문제'에 대한 불안이 잊히는 것을 경험해 왔기에 자꾸만 그 선택을 하는 것이다.

폭식과 과식의 반복을 멈추고 싶다면, 내 자신을 한심하게 여기

는 것이 아닌 많이 먹고 불편해진 스스로의 마음을 그대로 바라봐
주면 된다. 내가 과식했을 때의 마음이 어떤지, 어떤 선택이 더 나
를 위한 선택인지를 꾸준히 탐구하면 된다.

나에 대한 공부가 쌓이면 비슷한 상황이 왔을 때 어떤 선
택이 나를 더 행복하게 해줄 수 있는지에 대해 더 잘 알
게 된다. 속도는 느리지만 불안이 올라올 때 최선의 선
택은 조금씩 바뀔 것이다.

과식으로 불편해진 몸은 소화기가 편안하게 소화
시킬 수 있도록 도와주자. 불편하다고 누워있거나
널브러져 있는 것보다 훨씬 빠르게 속이 편안해질
수 있고 지방으로 쌓이기 전 칼로리를 태워 살찌
는 것도 방지할 수 있다. 무엇보다 건강한 마음으
로 회복하는데 가장 도움이 될 것이다.

배부름 단계별 나에게 맞는 케어 운동을 따라해
보자. 지금 단계가 어떤 단계인지의 기준은 '음식의
양'이 아닌 '내 몸의 컨디션'을 바라보고 정하는 것
이 좋다.

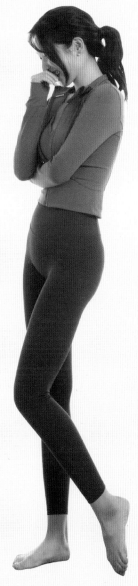

1단계
배가 꽤 부르다

배가 꽤 부를 만큼 먹었을 땐 소화하는데 시간은 걸리지만 움직이기에 크게 불편한 정도는 아니다. 꽤 부른 상태에서 가만히 있으면 몸을 더 답답하게 만들거나 '먹은 김에 먹자!'라는 생각이 들면서 결국 더한 폭식으로 이어지기 쉽다. 반대로 먹은 칼로리를 태워야 한다는 불안함에 너무 빠르고 격한 운동을 하면 소화중인 몸의 긴장을 유발해 신체 컨디션에 방해가 될 수 있다.

이런 단계에는 과식으로 이어지기 전에 정신의 맑음을 되찾아주는 것이 좋다. 몸의 순환을 찾아주는 이 전신 근력 운동은 운동 이후에도 지속적인 칼로리 소모를 도와준다.

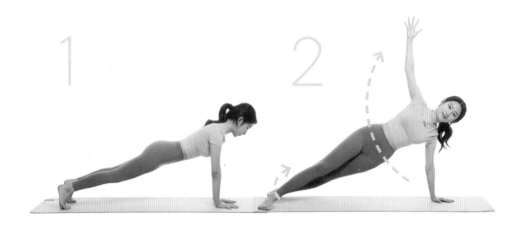

운동 횟수
10회
(좌우왕복 1회)

운동 세트
3세트

기본 동작
사이드 플랭크
(49쪽 참고)

1 양발은 어깨너비로 벌리고, 팔을 다 편 풀 플랭크 자세로 준비한다.

2 호흡을 내쉬며 오른팔을 하늘로 뻗어 연 후 사이드 풀 플랭크 자세로 연결한다. 호흡을 마시며 풀 플랭크로 돌아온다. 다시 호흡을 내쉬며 왼팔을 열어 반대쪽 사이드 플랭크 자세로 연결한다.

2단계
배가 엄청 부르다

배가 엄청 부르다는 느낌이 들만큼 먹었을 때는 달리기나 엎드리는 동작 모두 소화에 부담이 될 수 있다. 이때는 30분에서 1시간 정도 천천히 걷는 것이 좋지만, 시간적으로 여유가 없을 땐 무릎을 높이 올리며 제자리 걷기 100번을 해보자. 짧은 시간에도 충분히 1시간 정도 걸은 운동 효과를 받을 수 있다. 배가 불러 불편한 몸을 조금 더 빨리 개운하게 만들어 줄 것이며, 장운동에도 도움이 되어 다음날 아침 여러분을 화장실로 안내해줄 것이다.

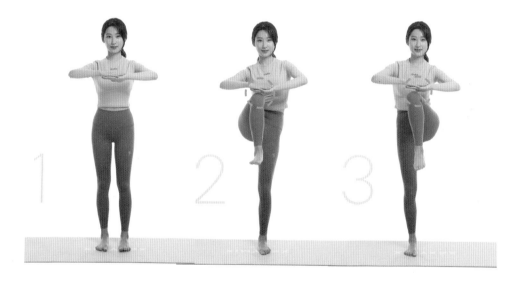

운동 횟수
20회
(좌우왕복 1회)

운동 세트
3세트

1 양발은 주먹 하나 간격으로 벌리고, 양손은 포개어 가슴 앞에 두고 준비한다.
2 호흡을 내쉬며 한쪽 무릎을 손에 닿는다고 상상하며 최대한 위로 당겨 올린다.
3 호흡을 마시며 무릎을 내린다. 다시 호흡을 내쉬며 반대쪽 무릎을 당겨 올린다.

· 무릎을 올릴 때 상체가 숙여지지 않도록 하며 척추를 바르게 세우는 힘을 유지한다.

3단계
배가 터질 것 같다

식사 후 3시간 동안은 눕지 않는 것이 좋지만, 배부른 상태에서 소파에 옆으로 눕기란 상당히 매력적인 코스이다. 배가 터질 것 같아 더 이상 서거나 앉아 있을 힘이 없다면 그래, 누워도 좋다.

다만 평소처럼 옆으로 누워 텔레비전이나 유튜브를 보며 포만감이 가득한 채로 스르륵 잠드는 것보단 하늘을 보고 누워 공중 자전거를 타보자. 칼로리 소모, 하체 붓기 완화에도 좋지만, 운동하는 동안 '배가 터질 만큼 먹는 것'이 생각보다 재미있는 일이 아님을 깨닫게 되어 '과식 습관'이 천천히 줄어들 것이다.

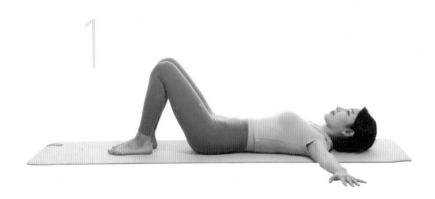

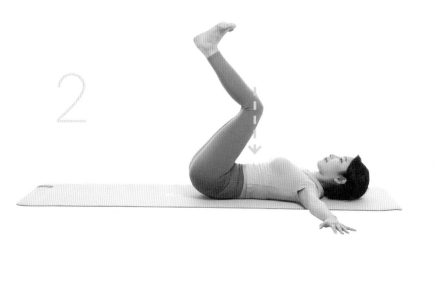

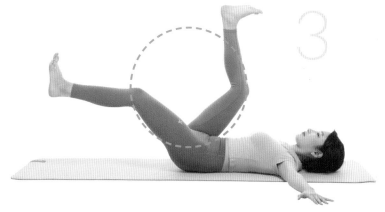

1 편안하게 누워 손은 양 옆에 두고 손바닥은 바닥을 향한 채로 준비한다.

2 두 다리를 하늘로 올려 호흡을 크고 편안하게 내쉬며 복부가 납작해지도록 집어넣는다.

3 아주 큰 바퀴를 굴린다고 상상하며 공중에서 자전거 페달을 굴리듯 발을 굴러준다. 복부를 납작하게 유지한 채 5분 동안 하늘 자전거를 탄다.

4단계
복부의 통증이 느껴진다

위의 통증이 느껴질 정도로 폭식한 후엔 앉으나 서나 누우나 불편함이 가득해 어떻게 할지 모르는 사면초가의 상태이다. '이렇게 까지 왜 먹었을까' 후회가 가득하지만, 지금 우선순위는 이 복부 통증을 완화시키는 것이다. 이럴 땐 벽에 등을 대고 서서 옆구리를 천천히 늘려주자. 호흡근이 있는 옆구리를 잘 풀어주면 '심호흡'이 쉬워지고, 깊은 호흡은 여러분의 소화기를 편안하게 만들어 줄 것이다.

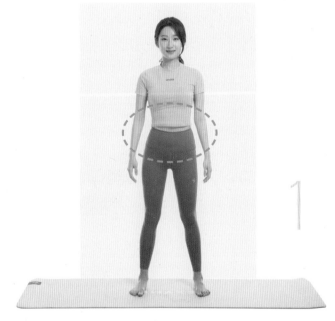

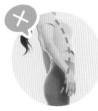 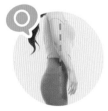

시작뿐만 아니라 옆으로 상체를 기울였을 때에도 복부를 납작하게 집어넣는 힘을 유지한다.

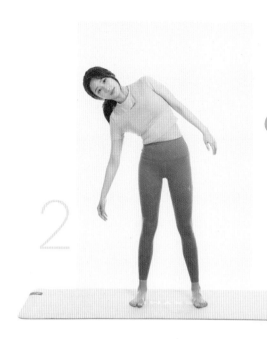

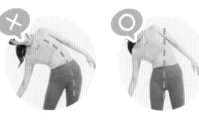

옆으로 기울일 때 엉덩이는 그대로 고정하여 옆으로
빠지지 않는다.

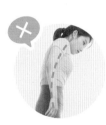 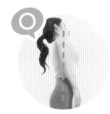

시작뿐만 아니라 옆으로 상체를 기울였을 때에도 머
리가 앞으로 숙여지지 않게 주의한다.

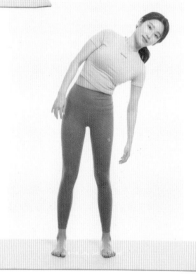

1 벽에 등을 대고 발 사이는 어깨너비로 벌린다. 이때 뒤꿈치와 벽의 간격은 엄지 길이
정도 띄운다. 호흡을 내쉬며 턱을 당기고 복부도 납작하게 집어넣어 준비한다.

2 하체는 움직이지 않도록 고정한 채 호흡을 내쉬며 천천히 오른쪽으로 상체를 기울
인다.

3 호흡을 마시며 제자리로 돌아와 다시 내쉬며 왼쪽으로 상체를 기울인다.

5단계
당장 토할 것 같다

당장 토할 것 같이 괴로울 때는 많은 양을 소화해야 하는 소화기를 위해 전신을 릴렉스 하는 것이 최선의 방법이다. 이때는 누워서 몸을 쉬어주되, 잘못된 자세로 인해 눌려있던 소화기 주변에 공간을 만들어 소화기가 운동할 수 있는 최적의 몸을 만들어 휴식을 취해주는 것이 좋다. 다음의 방법대로 눕는다면 흉곽이 열리고 등허리 근육이 편안하게 이완되어 신체의 릴렉스를 되찾아 컨디션 회복에 도움을 받을 수 있다.

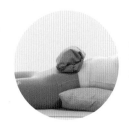

아랫배에 찜질팩을 올려두면 조금 더 빨리 컨디션을 회복할 수 있다.

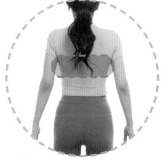

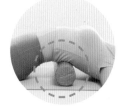

베개 대신 폼롤러를 사용해도 된다.

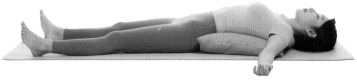

운동 시간
15분

1 쿠션이나 폼롤러를 등 위쪽의 1/3 지점, 속옷 끈 위치 정도에 두고 눕는다.
2 양손바닥은 위를 향하게 펴고 다리도 쭉 뻗는다.
3 전신에 힘을 풀고 몸을 릴렉스 시켜준다.

폭식했을 땐 자책하지 말고 감정일기를 써보세요. 다음에 비슷한 상황에 닥치더라도
한 단계 더 나은 선택을 할 수 있을 거예요. 또한 식욕이 올라오는 상황을 미연에 방지할 수 있습니다.

년   월   일

먹기 전 상황	다음에 비슷한 상황이 올 때 나의 선택
먹은 음식과 양	
음식을 먹는 중의 나의 기분	
음식을 먹고 나서 든 생각	

앉은자리
관리 운동

회사, 학교, 학원, 카페 등 우리는 일이나 공부를 하기 위해 하루 중 앉아서 보내는 시간이 많다. 답답함이 느껴질 때 잠시 일어나 움직여 보아도 땀을 내며 운동할 때만큼의 개운함이 느껴지지 않는다.

'오늘은 퇴근 후 꼭 헬스장에 가겠어'라고 다짐해 봐도 막상 집에 도착하면 '피곤함'을 이겨낼 힘이 남아있지 않다. 바쁜 일과 때문에 따로 운동할 시간이 없어도 괜찮다. 그동안 몰라서 못 했을 뿐 앉은자리에서 할 수 있는 좋은 운동도 얼마든지 많다.

'앉아서 운동 잠깐 한다고 무슨 효과가 있겠어'란 생각은 잠시 내려놓자. 운동 한 번은 큰 차이를 못 느끼겠지만, 하루에 5분씩 월화수목금의 꾸준함이 쌓이다보면 커다란 변화를 가져올 것이다.

앉은자리 운동에는 일하는 중에 조용히 남모르게 할 수 있는 남몰래 운동과 상대적으로 동작이 큰 운동도 있다.

남몰래 운동은 일하다 산만해지는 순간에, 동작이 큰 운동은 점심식사 후 쉬는 시간에 잠깐의 시간을 내어 꾸준히 하는 것을 추천한다. 되도록 나만의 운동 시간을 정해두는 것이 꾸준히 하는 데에 도움이 된다.

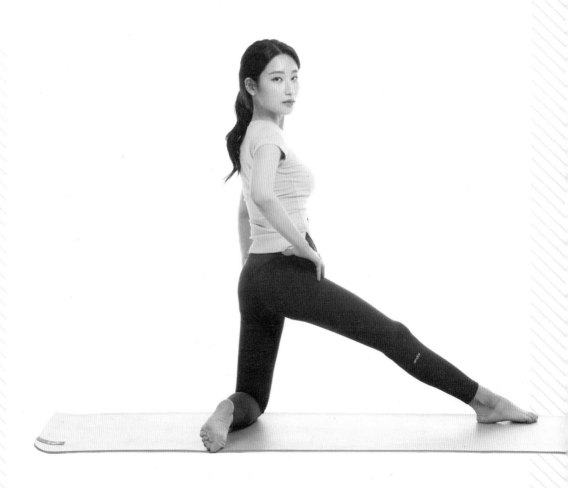

남몰래
지방 태우기

우리가 흔히 알고 있는 유산소 운동은 걷기, 달리기, 사이클 나아가 스텝퍼, 일립티컬 등이 있다. 이러한 유산소 운동은 머신 혹은 충분한 공간과 시간이 필요하다. 하지만 앉은자리에서도 얼마든지 효과 좋은 유산소 운동이 있다.

우리가 실내와 같은 공간에 오래 앉아 있다 보면 별것 아닌 작은 집착들에 사로잡히기 쉽다. 다이어트에 니즈가 있는 사람들은 특히 '디저트 집착'에 빠지게 된다.

자꾸 머릿속에 디저트 생각이 가득하다면 적당히 먹는 것도 찬성하지만 그전에 잠깐 '이 동작'을 해보자. 상체를 고정하고 하체를 움직이는 '이 동작'은, 관절에 부담 없는 좋은 유산소 운동일 뿐만 아니라 머릿속 가득한 집착과 걱정을 흘려보내게 도와준다.

지니쌤 TMI

· 그냥 진행해도 좋지만 되도록 무릎을 올리는 동시에 허리가 굽어지지 않게 버티는 힘을 함께 주는 것이 더욱 효과적이다. 특히 디스크 있는 사람은 허리에 살짝 커브를 유지하며 동작하는 것이 좋다.
· 혼자서 운동을 할 때 통증을 느낀다면 무리하지 않고 전문가와 함께 운동하길 권장한다.

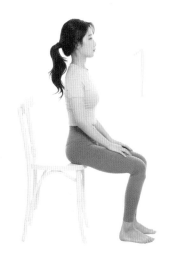

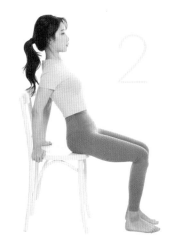

무릎을 많이 올리지 못한다면 골반과 복부 힘이 약해서 그런 것이니 꾸준히 하다보면 가동범위가 넓어질 것이다.

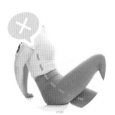

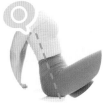

허리가 굽어지지 않도록 머리부터 엉덩이까지 일직선을 유지한다.

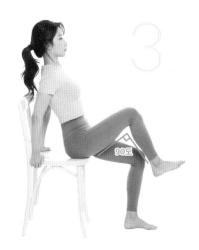

90도

1 의자의 앞쪽에 앉아 허리를 바르게 세우고 앉는다.

2 손으로 의자 뒤쪽을 옆으로 잡고 상체를 뒤로 기울인다. 이때 머리부터 엉덩이까지 일직선 상에 둔다.

3 무릎은 90도를 유지한 채 호흡을 내쉬며 한쪽 다리를 들어 올린다. 호흡을 마시며 다리를 내린다. 다시 내쉬며 반대쪽 다리를 들어 올린다.

남몰래
엉짱 되기

큰 근육이 많은 하체는 칼로리를 효과적으로 태울 수 있다. 의자에 앉은 듯 앉지 않은 듯 스쿼트와 비슷한 '이 동작'으로 하체의 열을 발생시켜 지방을 태워보자.

기본 스쿼트를 잘못 진행하면 앞 허벅지의 과다 사용으로 자칫 볼록하고 건장한 허벅지를 얻기 쉬운데, '이 동작'은 평소 사용하지 않던 뒤쪽 허벅지와 엉덩이 힘 위주로 사용되어 오히려 슬림하고 탄력 있는 다리와 애플 힙을 가질 수 있다. 나아가 퇴근 후 헬스장에서 혼자서 스쿼트를 할 때 조금 더 올바른 동작이 가능하도록 도와준다.

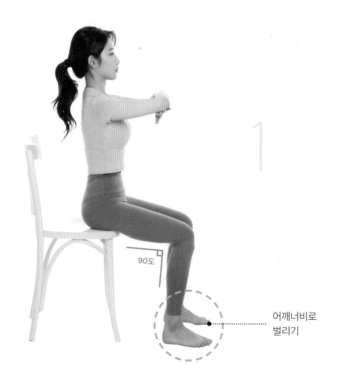

90도

어깨너비로
벌리기

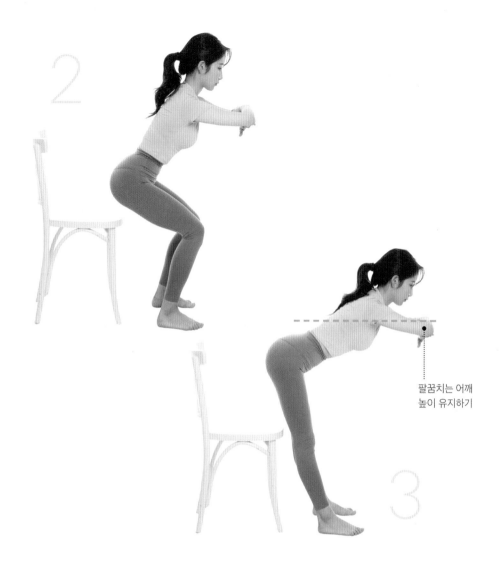

팔꿈치는 어깨
높이 유지하기

운동 횟수
20회

운동 세트
3세트

1 의자 앞쪽에 앉아 두 발은 어깨너비, 무릎은 90도, 팔은 알라딘 지니의 손 모양으로 겹쳐서 준비한다.

2 엉덩이를 살짝 들어 스쿼트 자세를 만든다.

3 호흡을 내쉬며 무릎 뒤가 의자 끝에 닿는다고 상상하며 완전히 편다. 상체는 자연스럽게 더 숙여지고, 팔꿈치는 어깨 높이를 유지한다.

남몰래 슬림하고
탄력 있는 다리 만들기

각자의 워너비 바디는 취향에 따라 차이가 있겠지만, 많은 여성이 슬림하고 탄력 있는 허벅지를 원한다. 예쁜 하체를 위해 스쿼트를 하자니 허벅지만 굵어지는 것 같아 망설여진다면 '이 동작'을 해보자. 앞벅지의 건장한 근육발달은 피하면서 다리의 탄력을 높여 셀룰라이트를 제거할 수 있는 좋은 동작이다.

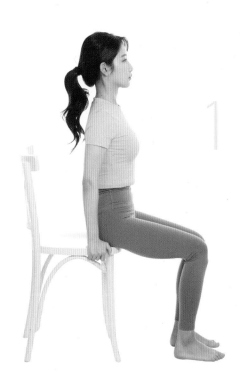

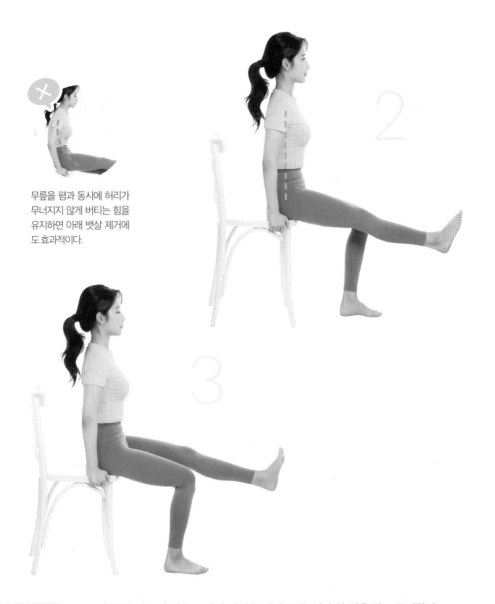

무릎을 펌과 동시에 허리가
무너지지 않게 버티는 힘을
유지하면 아래 뱃살 제거에
도 효과적이다.

1 척추를 바르게 세우고 앉아 시선은 정면, 손은 의자 양 옆을 잡고 준비한다.

2 호흡을 내쉬며 한쪽 무릎을 완전히 펴준다.

3 호흡을 마시며 무릎을 접는다. 다시 호흡을 내쉬며 반대쪽 무릎을 완전히 펴준다.

운동 횟수
10회
(좌우왕복 1회)
- - - - - - - - - - - - - - -
운동 세트
3세트

· 무릎을 애매한 위치까지 펴기보다 완전히 펴려고 노력하는 것이 좋다.

· 처음에 무릎을 완전히 펴기 힘들다면 가능한 범위까지만 펴도 괜찮다.

자리에서 쉽게
종아리 알 매끈하게 만들기

누구나의 로망인 올록볼록 알이 없는 매끈한 종아리. 매일 마사지로 풀어주고 싶지만 손으로 주무르기엔 종아리 알이 너무 딱딱해서 힘들고 성가시다. 그럴 땐 종아리보다 더 단단한 내 신체 중 일부를 이용하면 된다.

바로 무릎! 앉은자리에서 한쪽 무릎은 반대쪽 종아리를 풀어주기에 아주 적절한 마사지 도구가 될 수 있다.

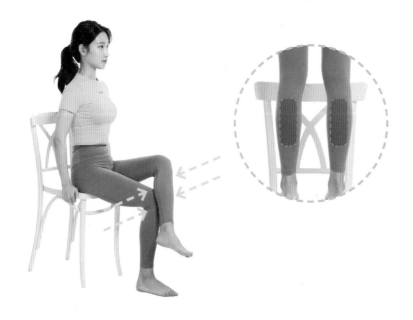

운동 횟수
틈틈이

1 한쪽 무릎 위에 반대쪽 종아리를 올려 천천히 종아리를 무릎으로 눌러 마사지한다.

· 걸음걸이에 따라 종아리의 굳는 위치는 다양하므로 더 아픈 쪽, 더 아픈 부위를 많이 풀어주는 것이 좋다.

앉은자리에서 팔뚝 돌려 깎기

팔을 접을 때 사용하는 근육인 이두근은 일상에서도 많이 쓰이지만, 우리가 '팔뚝살'이라며 스트레스를 받는 삼두근은 팔을 펼 때 사용하는 근육이라서 일상에서 크게 사용되지 않는다. 즉 삼두근은 자극을 자주 받지 않아 근육이 늘어져 지방이 쌓이기 딱 좋은 조건이다. 얇고 탄력 있는 팔을 위해선 갑자기 하는 강력한 운동보다 매일 5분씩이라도 근육에 긴장하는 시간을 만들어 주는 것이 좋다. 실제 헬스장에서 벤치에 앉아 아령으로 많이 하는 '이 동작'은, 사무실에선 맨손이나 물병 든 손으로 얼마든지 동일한 효과를 볼 수 있다. 맨손도, 물병도 모두 좋으니 습관처럼 따라해보자. 이 동작 5분으로 더운 여름 시원하게 툭 떨어지는 민소매 핏을 기대해도 좋다.

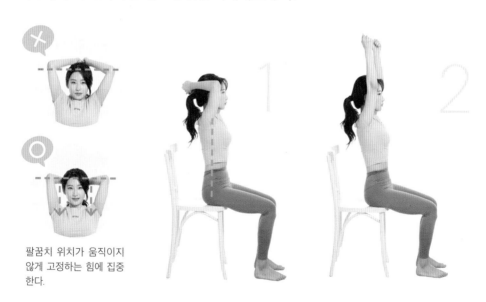

팔꿈치 위치가 움직이지 않게 고정하는 힘에 집중한다.

운동 횟수
20회

운동 세트
3세트

1 척추는 바르게 세우고 두 팔은 위로 올려 팔꿈치를 접고 준비한다. 이때 어깨는 올라가지 않게 끌어내린 뒤 고정한다.

2 호흡을 내쉬며 두 팔꿈치를 완전히 펴준다.

앉은자리에서
잘록한 허리 만들기

여러 살들 중에서 특히 스트레스 받는 뱃살, 그 중에서도 아랫배 못지않게 신경 쓰이는 부위가 바로 옆구리 살이다. 일상의 대부분을 앉아서 생활하다 보니, 러브핸들은 조금씩 더 늘어나는 것 같다. 잘록한 허리를 위해 인터넷에서 본 운동을 잘못 따라하다간 오히려 옆구리에 근육이 붙어 굵직하고 건장한 일자근육 허리가 생기는 경우도 은근 많다.

이럴 때 허리의 스트레칭으로 노폐물을 배출시켜 주는 동시에 허리 양 옆이 쏙! 들어가는데 좋은 '이 동작'을 따라해보자. 동작이 조금 커서 남몰래 하긴 힘들지만, 잠시 짬을 내거나 쉬는 시간 5분만 투자한다면 축적된 지방이 조금씩 분해되는 것을 느낄 수 있다.

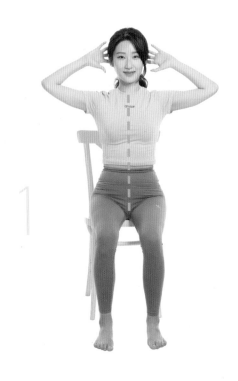

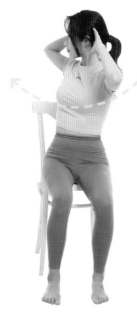

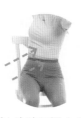

단순히 옆구리를 늘리는 것보다 늘림과 동시에 복부를 납작하게 집어넣는 힘을 챙겨 주는 것이 좋다.

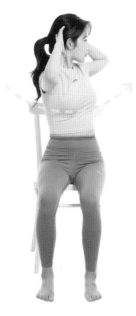

1 척추를 바르게 세우고 턱을 당기는 힘을 유지한 후 양손은 귀 옆에 두고 준비한다.

2 호흡을 내쉬며 복부를 수축하고 몸을 최대한 오른쪽으로 회전한다.

3 호흡을 마시며 제자리로 돌아온 후 다시 호흡을 내쉬며 복부를 수축하고 몸을 최대한 왼쪽으로 회전한다.

· 척추가 회전축이라 상상하며, 회전축을 그대로 유지한 채 회전하려 노력한다.

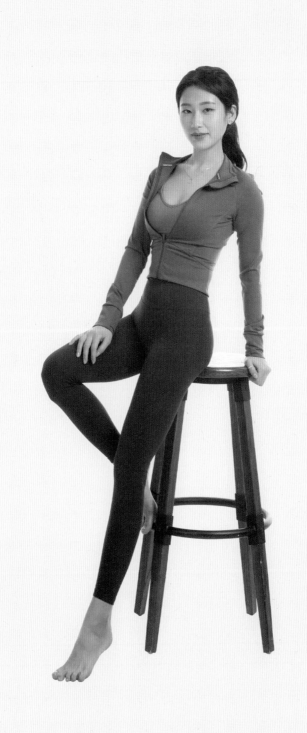

앉은자리
불편함 케어 운동

늘 그렇듯이 오늘도 해야 할 일들이 많지만 오랜 시간을 앉아서 생활하다보면 몸이 힘들다는 신호를 보낸다. 산만함, 복부가스, 더부룩함뿐만 아니라 체형별로 다양한 통증도 발생한다.

거북목이 심할수록 목과 어깨가 무거워지고, 허리가 약한 사람은 요통을, 골반이 틀어진 사람은 갈수록 하체의 부종이나 저림을 느낀다.

여기에서 소개하는 앉은자리 부위별 케어 운동으로 긴장된 근육을 편안하게 만들어 불편함을 해소해보자.

오늘 할 일이 많아 바쁘더라도 '일보다 소중한 나 자신'을 위해 잠깐의 시간을 내어 따라해보자. 5분의 투자로 업무효율, 공부효율을 두 배 이상 높일 수 있다.

문득문득
팔이 저려올 때

사각근이라는 근육 사이엔 상완 신경총이 지나가 이 근육이 긴장되면 팔 저림이 유발된다. 평소 운동 중에도 팔을 사용하는 동작을 할 때 팔 저림이 찾아왔다면 사각근의 긴장과 과사용이 원인인 경우가 대부분이다. 앉아있을 때뿐만 아니라 운동하기 전에도 '이 스트레칭'을 하는 것이 팔 저림 완화에 도움이 된다.

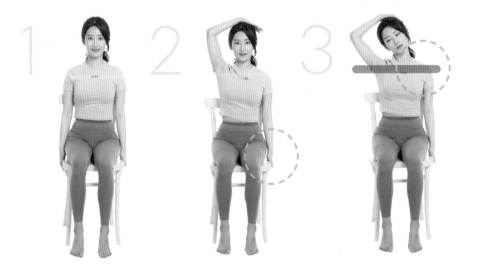

운동 시간
좌우 30초씩

- - - - - - - - - - -

운동 세트
2세트

1 머리, 어깨, 엉덩이가 일직선이 되도록 바르게 앉는다.

2 왼손으로 의자를 잡아 왼쪽 어깨가 올라가지 않도록 고정시키고 오른손은 왼쪽 머리 위에 올린다.

3 고개를 오른쪽으로 천천히 당겨 30초 동안 유지한다. 스트레칭 하는 방향의 어깨가 올라가지 않게 잘 고정시켜 준다.

마우스 클릭, 가위질 등으로 인해
손가락 마디가 아플 때

손가락 마디 통증은 지속적으로 손가락을 사용하는 경우에 나타날 수 있다. 주로 스마트폰을 많이 사용하는 사람들, 가위질을 많이 하는 미용사, 컴퓨터 자판을 많이 치는 직장인뿐만 아니라 골프채, 테니스채와 같은 채를 잡고 운동하는 사람들에게 빈번하게 발생한다. 신체의 건강에는 밸런스가 중요하고 손가락도 마찬가지이다. 손가락 마디가 아프다는 것은 종일 굽히던 손가락에게 스트레칭이 필요하다는 신호다.

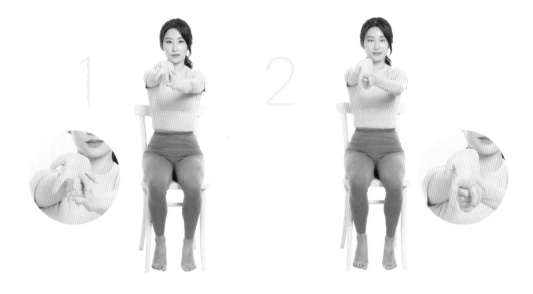

운동 횟수
틈틈이

1 오른손 가운데 손가락을 반대쪽 손으로 잡는다.
2 잡은 손가락을 최대한 몸쪽으로 당겨준다.

· 나머지 손가락도 같은 방법으로 진행한다.

열심히 일하다
손목이 아플 때

손가락을 구부리는 근육은 손가락을 지나 손목, 팔꿈치까지 연결되어 있다. 스마트폰, 자판, 설거지 등 일상 속 대부분은 손가락, 손, 팔을 모두 굽힌 채로 사용하고, 이로 인해 굴곡근들이 과긴장되면 손가락과 손목에 통증을 유발한다.

약해진 손목은 '이 스트레칭'으로 관리해보자. 손목뿐만 아니라 팔꿈치의 건강을 위해서도 꾸준히 해주는 것이 좋으며 93쪽의 손가락 스트레칭과 병행하면 훨씬 효과적이다.

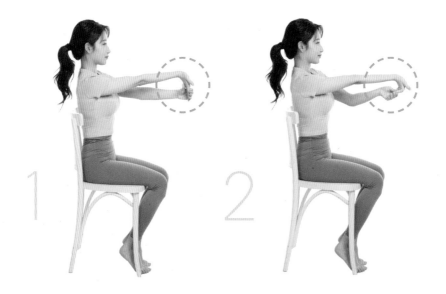

운동 횟수
틈틈이

1 편하게 앉아 손목은 위를 향하게 한쪽 팔을 앞으로 내밀고, 편 손의 손가락을 모아 모두 잡는다.

2 손가락과 손목이 모두 꺾이도록 잡아당긴다.

알 수 없는
두통이 찾아올 때

목에 있는 근육 중 흉쇄유돌근이 과하게 긴장될 경우 거북목은 물론 나아가 두통까지 야기한다. 몸살에 걸리지 않았는데 원인 모를 두통이 발생한다면 목 근육의 긴장이 주된 원인이다. 이럴 땐, 목 근육의 릴렉스가 필요하며 스트레칭보단 굳어 있는 부위 위주의 마사지로 긴장을 풀어주는 것이 좋다. 주기적으로 두통에 시달려 스트레스를 받는다면 해당 부위를 습관처럼 자주 마사지 해주는 것이 좋고, '재활교정치료'를 받아 근본적인 문제를 해결하는 것도 추천한다.

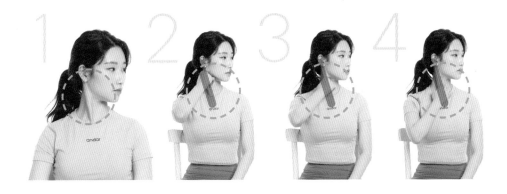

운동 횟수
좌우 10회씩

- - - - - - - - - -

운동 세트
1세트

1 턱을 당기고 고개를 왼쪽으로 돌리면 목 옆에 흉쇄유돌근이라는 근육이 돌출된다.

2 귀와 가장 가까운 포인트를 잡아당긴다.

3 가운데 포인트를 잡아당긴다.

4 쇄골 바로 위의 포인트를 잡아당긴다.

컴퓨터와 공부를 오래해
승모근이 뻐근할 때

　자리에 앉아 책을 보거나 컴퓨터를 하면 바른 자세를 유지하기 힘들고, 장시간 머리를 앞으로 숙이고 있는 경우 상부의 다양한 근육을 긴장시켜 특히 상부 승모근의 무거움을 유발한다. 오래 일이나 공부를 하다 승모근이 너무 뻐근하다면 잠깐 '이 스트레칭'을 해보자. 통증의 근본적인 해결책은 거북목과 라운드 숄더를 교정하는 것이지만, 잠깐의 스트레칭으로도 무거운 어깨가 시원해질 수 있다.

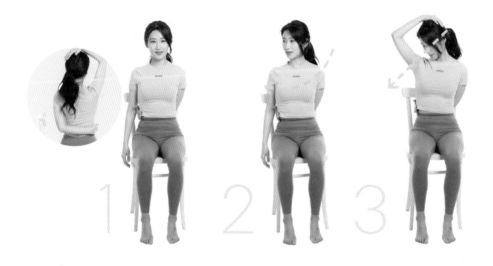

운동 시간
좌우 30초씩
- - - - - - - - -
운동 세트
2세트

1 척추를 세우고 바르게 앉아 왼팔은 허리 뒤로 감아 고정시킨다.
2 턱을 당겨 고개를 오른쪽으로 45도 돌린다.
3 오른손으로 머리를 잡고 지그시 누른다.

오래 앉아 있어서
허리가 아플 때

우리 몸은 한쪽이 잘 사용되지 않으면 다른 쪽을 대신 사용하는 '보상'이 일어난다. 앉아있는 자세는 엉덩이가 고정되어 엉덩이가 해야 할 움직임을 '허리'가 도맡아 하게 된다. 오래 앉아 있다가 발생하는 허리 통증을 해결하기 위해 잘못 운동하다가는 더 큰 통증이 발생할 수 있다. 이때에는 의자에 눌려 굳어있던 엉덩이 근육 특히 중둔근을 스트레칭 하는 것이 요통 완화에 도움이 된다.

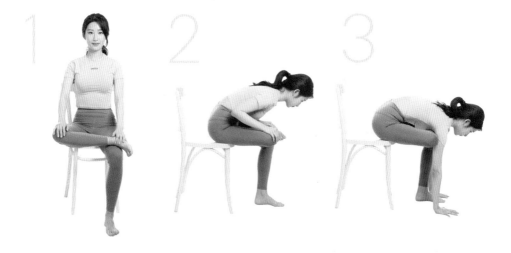

운동 시간
좌우 30초씩

- - - - - - - - - - - -

운동 세트
2세트

1 편하게 앉아 오른 발목을 왼쪽 허벅지 위에 올리고 양손은 무릎과 발목에 살포시 둔다.

2 상체를 최대한 숙인다.

3 양손으로 바닥을 짚고 몸의 긴장을 풀어준다.

활동량이 부족해
다리가 부어 답답할 때

의자에 오래 앉으면 다리가 붓는 주된 원인은 이상근이라는 근육 때문이다. 이 근육의 긴장이 혈액 순환을 방해해 하지로 내려간 피가 올라오지 못해 발생하는 부종으로, 이상근을 스트레칭 하면 발과 다리의 부종을 완화시킬 수 있다.

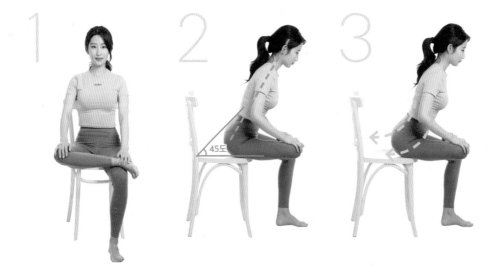

운동 시간
좌우 30초씩

운동 세트
2세트

1 편하게 앉아 오른 발목을 왼쪽 허벅지 위에 올리고 양손은 무릎과 발목에 살포시 둔다.
2 상체를 45도 정도 앞으로 기울여 머리, 어깨, 골반이 일직선상에 오게 한다.
3 호흡을 내쉬며 천천히 오리엉덩이를 만들어 준다.

할 일이 많아 바쁘더라도 '일보다 소중한 나 자신'을 위해 잠깐의 시간을 내어 따라해보세요.
5분의 투자로 업무효율, 공부효율을 두 배 이상 높일 수 있습니다.

날짜	목	어깨	팔	손가락과 손목	허리	다리

불편함을 해결하는
119 운동

일상의 평화를 방해하는 대표적인 두 가지 상황이 있다면, 소화기 문제와 월경통이 아닐까 싶다. 생각보다 자주 찾아오는 이 불청객들은 일상 속 다양한 불편함을 초래한다.

각 상황별 세 가지로 구성된 동작으로, 불난 이 상황들을 잠재워 보자.

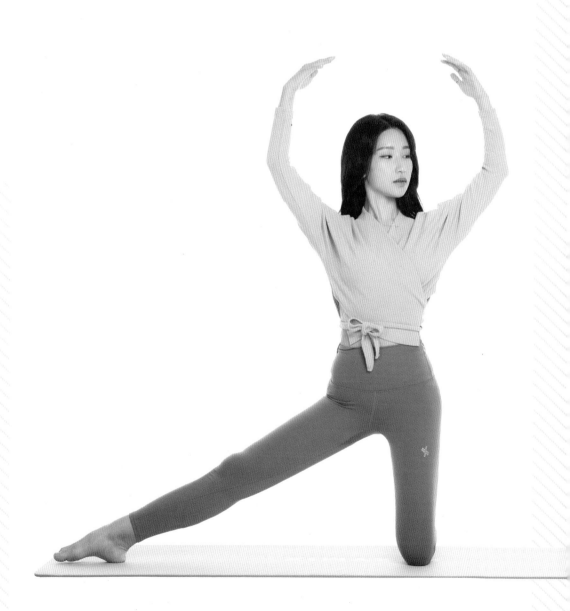

변비, 가스,
소화불량 해결 루틴 동작 A

변비, 가스, 소화불량 모두 소화기의 운동이 약해진 것이 주원인이다. '이 루틴'은 신체내부의 열을 올리고, 굳어 있는 장기를 골고루 풀어줄 수 있어, 더부룩함을 빠르게 해결할 수 있다. 평소 만성변비로 불편함을 자주 겪는다면 아침 공복에 진행하여 식사 전 소화기를 깨워주는 것이 좋다.

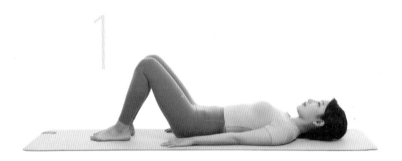

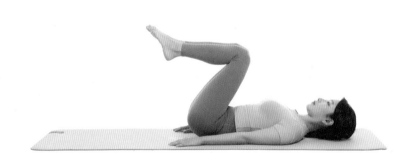

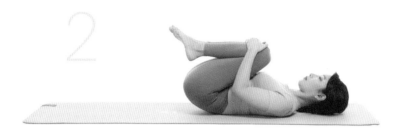

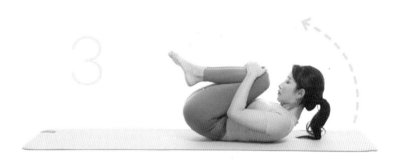

목이 뻐근하다면 손으로 머리를 받쳐 무릎과 만날
수 있도록 한다.

운동 횟수
15회

운동 세트
2세트

1 하늘을 보고 누워 두 무릎사이를 모아 최대한 접어 가슴 쪽으로 당긴다.

2 손으로 다리를 더 가까이 잡아 당겨 복부와 허벅지를 밀착시킨다.

3 호흡을 내쉬며 머리와 무릎이 만나도록 고개를 들어준다.

동작 A를 진행했음에도 변비, 가스, 소화불량 등의 해결이 되지 않는다면, 좀 더 강도를 높여서 진행할 수 있는 루틴이다. '이 루틴'으로 복부를 강하게 압박할 수 있다. 뿐만 아니라 소화불량과 가스로 인해 불편한 더부룩함을 해소할 수 있다.

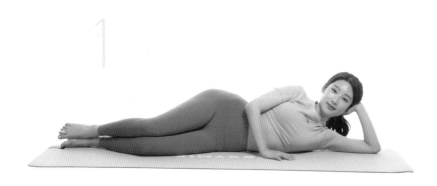

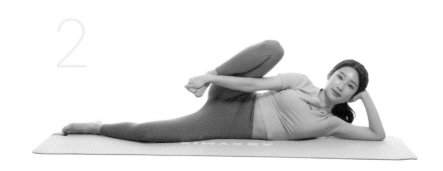

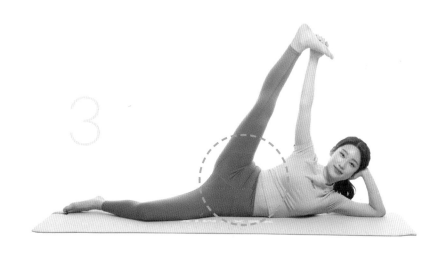

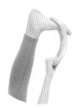 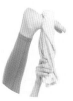

손 대신 요가링이나 수건을 사용해도 좋다.

운동 시간
좌우 1분씩

운동 세트
2세트

1 머리부터 발끝까지 일직선이 되도록 옆으로 바르게 누워 왼손으로 머리를 받치고 준비한다.

2 오른손으로 오른쪽 발의 발바닥을 잡는다.

3 그대로 호흡을 내쉬며 오른쪽 다리를 최대한 펴주고 발목을 당겨준다. 편히 호흡하며 1분 동안 유지한다. 이때 내쉬는 호흡마다 복부를 납작하게 집어넣는다.

변비, 가스,
소화불량 해결 루틴 동작 C

동작 A와 동작 B까지 진행했다면 동작 C도 천천히 따라해보자. 약한 소화기로 발생하는 여러 증상을 완화시켜 굳고 경직된 장기를 풀어준다. 모든 동작에서 복부를 납작하게 집어넣는 힘에 집중하면 훨씬 효과적이다.

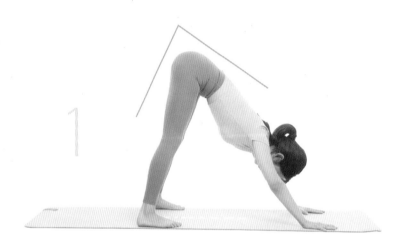

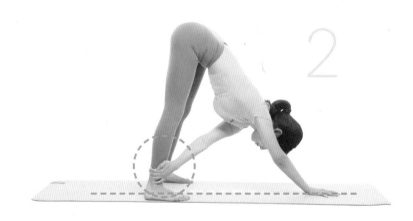

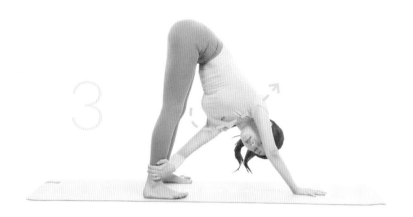

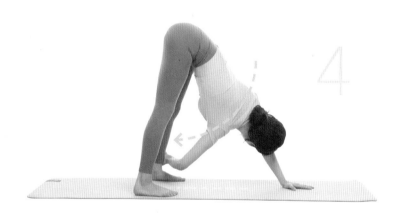

1 두 발을 매트 너비로 벌리고 상체는 숙인다. 이때 최대한 몸이 'ㅅ'자가 되도록 만든다.

2 오른손은 앞쪽 가운데에, 왼손으로 오른쪽 발목을 잡는다.

3 호흡을 내쉬며 오른쪽으로 몸을 회전시키고 기다린다.

4 반대쪽도 동일하게 진행한다.

월경통
완화 루틴 동작 A

월경과 함께 찾아오는 호르몬의 영향으로 인해 우리의 몸은 평소보다 약해
지고 다양한 통증이 발생한다. 개인차는 있지만 많은 사람들이 허리, 골반, 복
부 등의 불편함을 호소한다. 이때에는 강한 운동보다 척추와 골반을 천천히
자극시켜 굳어 있는 몸을 천천히 깨워주는 것이 도움이 된다.

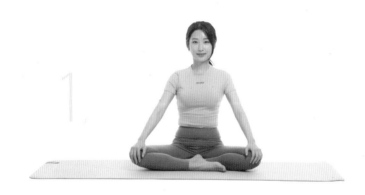

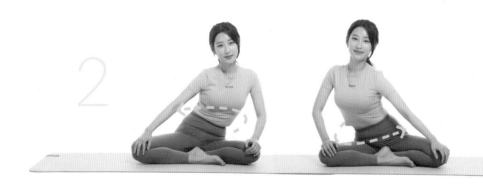

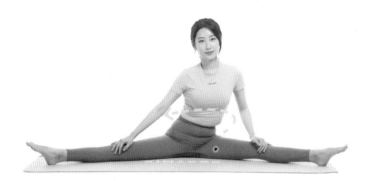

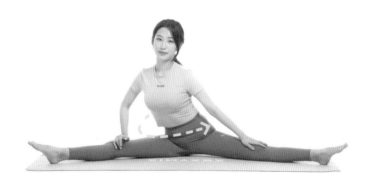

운동 시간
3분
- - - - - - - - - - -
운동 세트
1세트

1 양쪽 뒤꿈치를 가운데 모으고 앉아 양손은 무릎 위에 올리고 준비한다. 이때 전신의
   힘을 최대한 빼준다.
2 호흡을 내쉬며 골반을 한쪽으로 크게 돌린다.

월경통
완화 루틴 동작 B

동작 A를 하고 나서 진행하면 좋다. 한 달에 한 번 찾아오는 월경으로 인한 통증은 각자 개인마다 차이가 있긴 하지만 어느 정도의 불편함은 모두가 가지고 있다. 이때는 강한 자극을 주기보다는 허리와 골반, 복부를 부드럽게 풀어주며 긴장을 완화하는 데에 집중하는 것이 좋다.

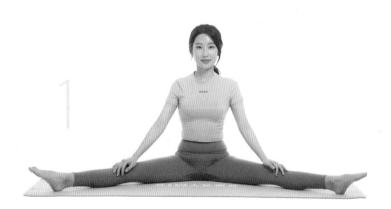

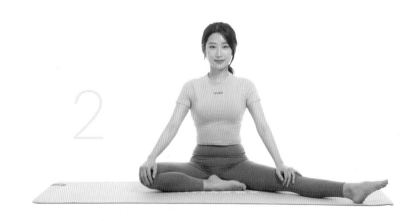

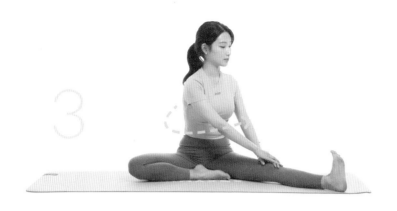

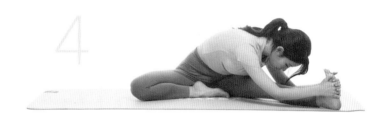

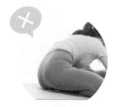 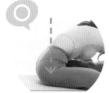

왼쪽으로 숙일 때 오른쪽 엉덩이가 뜨지 않도록 힘을
주어 누른다.

1 두 다리를 편안한 만큼만 벌린다.

2 오른쪽 무릎만 최대한 접어준다.

3 상체를 왼쪽으로 회전시켜 양손은 왼쪽 무릎 위에 올리고 왼쪽 발목은 접는다.

4 호흡을 내쉬며 천천히 상체를 숙여 왼쪽 발목을 잡아당긴다.

월경통
완화 루틴 동작 C

동작 A와 B를 진행했다면 연속해서 동작 C도 진행해보자. 월경과 함께 찾아오는 통증은 주로 허리, 골반, 복부 등의 불편함을 가져온다. 최대한 천천히 무리가 가지 않는 범위 내에서 동작을 하도록 하며 동작 내내 전신에 힘을 풀고 편안한 호흡을 유지하는 것이 중요하다.

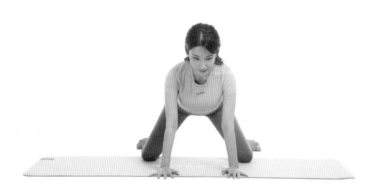

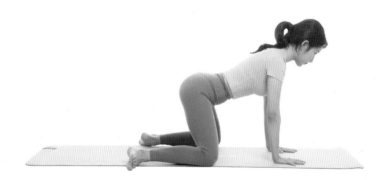

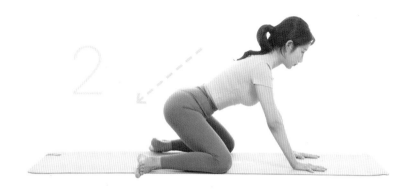

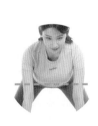

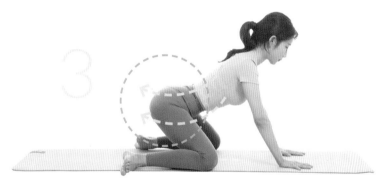

좌우 골반 높이가 같은
지 틈틈이 체크하며 진
행하면 골반 교정에 도
움이 된다.

1 무릎은 어깨 두 배 너비로 벌리고 손을 앞으로 짚어 준비한다.

2 호흡을 내쉬며 천천히 엉덩이를 뒤로 가져가 개구리 자세를 취한다.

3 2를 유지한 채, 천천히 오리엉덩이를 만들어 준다.

원 포인트
부위별 운동

운동으로 특정 부위의 살을 뺄 수 있냐고 묻는다면, 답은 YES or NO 이다. 내 몸의 살은 체중이 오를 땐 전체적으로 살이 찌고, 체중이 내려갈 땐 전체적으로 살이 빠진다. 하지만 특히 신경 쓰이는 부위가 있다면, 해당 부위의 근육이 잘 사용되는 운동을 통해 탄력을 높일 수 있으며 그 부위가 조금 더 날씬해 보일 수 있다.

특정 부위에 살이 찌는 주원인 중 하나는 체형의 불균형이다. 근육의 균형이 무너져 일상 속에 내가 편한 데로 몸을 사용하다 보면 팔뚝, 아랫배, 등과 같은 부위엔 살이 더 찔 수밖에 없다.

평소 잘 사용하지 않던 근육은 전신 체지방을 태우는 유산소, 버피와 같은 운동보단 해당 부위의 쓰임을 찾을 수 있는, 움직임은 단순하지만 근육 사용 포인트가 확실한 동작이 효과적이다.

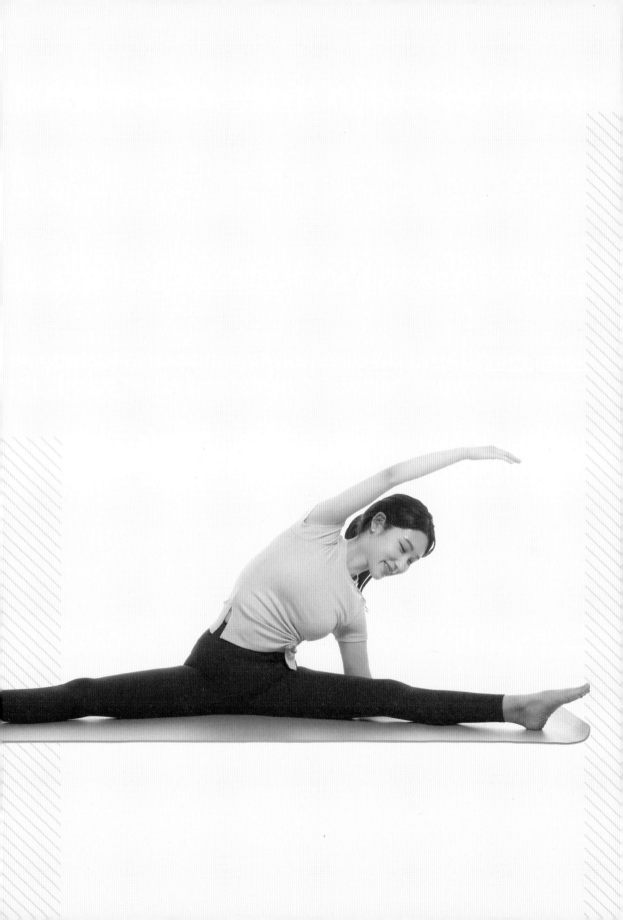

늘어지는 팔뚝

팔뚝 살이 콤플렉스라서 아무리 더운 여름날에도 반팔이나 민소매를 입지 않는 사람들이 있다. 팔뚝은 다른 부위와는 다르게 사용하는 범위가 한정적이다. 그러다 보니 자신도 모르게 팔뚝 살이 차곡차곡 쌓이는 경우가 많다.

잘 사용하지 못하는 팔뚝을 확실하게 사용해주기 위해 간단한 도구가 필요하다. 집에 하나씩은 꼭 있는 티슈박스 하나면 충분하다. 티슈박스를 등 뒤로 잡아 모으는 힘에만 집중해도 평소 사용하지 않던 팔뚝에 짜릿한 자극을 경험할 수 있다.

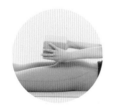

티슈박스 대신 요가블럭
을 사용해도 된다.

1

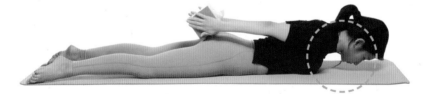

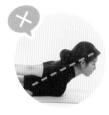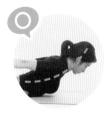

턱이 너무 들리지 않도록 주의하며 등부터 머리까지
완만한 곡선이 되도록 한다.

2

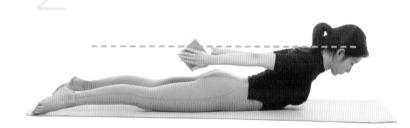

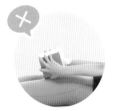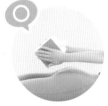

손가락으로 티슈박스를 잡는 것이 아닌 손바닥 모으
는 힘으로 잡아야 팔뚝 살 관리에 훨씬 효과적이다.

운동 횟수
20회

- - - - - - - - - -

운동 세트
3세트

1 바닥에 배를 대고 누워 등 뒤에서 손바닥 모으는 힘으로 티슈박스를 잡는다. 이때 이
마가 바닥에서 살짝 떨어지도록 턱을 당겨 준비한다.

2 호흡을 내쉬며 팔을 뒤로 뻗으며 상체를 올려준다. 이때 손은 어깨와 같은 높이를 유
지한다.

· 처음부터 티슈박스 사이즈가 힘들다면 미니 티슈박스 하나 정도를 더 연결해
서 진행해도 좋다.

여러 겹으로
접히는 겨드랑이

무더운 여름, 이 더위를 시원하게 날려줄 예쁜 끈 나시 원피스를 도전하자니 팔뚝보다 더 신경 쓰이는 부위가 있다. 바로 겨드랑이살. 남성들은 가슴 근육을 키우기 위해 대흉근, 소흉근 운동을 골고루 해주어 겨드랑이 주변도 함께 관리가 되는데, 가슴 운동에 의문을 가진 혹은 막상 하려고 해도 어떻게 해야 할지 모르는 여성들에게 겨드랑이 살은 묘한 골칫거리이다.

플랭크 동작과 비슷한 듯 겨드랑이 앞 근육을 집중적으로 자극할 수 있는 '이 동작'을 따라해보자. 탄력 있는 팔라인과 예쁜 가슴라인까지 덤으로 가질 수 있다.

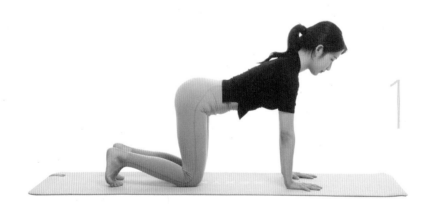

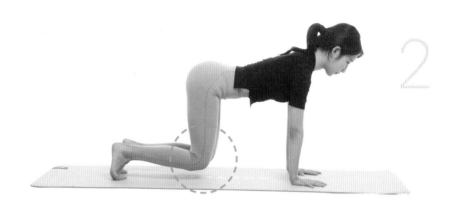

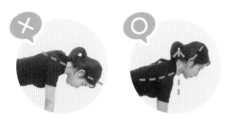

머리가 떨어지지 않게 뒤통수를 하늘로 밀어주는
힘을 유지한다.

1 네발기기 자세에서 발끝은 세워둔다.

2 머리가 앞으로 떨어지지 않게 턱을 당겨 위로 올리는 힘을 계속 주며 **무릎을 살짝 들**
고 1분 동안 유지한다.

볼록한 아랫배

운동을 병행한 다이어트를 어느 정도 성공했지만 아랫배가 좀처럼 빠질 생
각을 하지 않는다면, 그동안 해오던 운동이 아랫배 근육을 제대로 사용하지
못했을 확률이 크다. 자극 찾기가 어렵고, 복근 운동을 해도 잘 사용되지 않는
아랫배는 '이 동작'을 통해 슬림한 복부로 거듭날 수 있다.

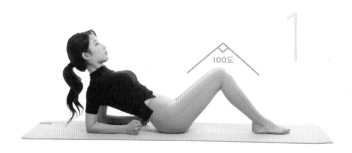

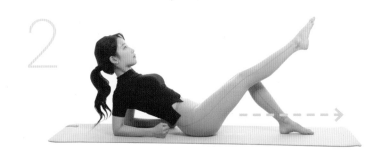

무릎을 펴기 어렵다면 발
위치를 엉덩이보다 조금
더 멀리 두어도 좋다.

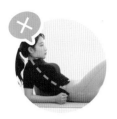

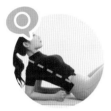

다리를 펼 때 허리가 말리
지 않도록 상체의 단단한
힘을 놓치지 않는다.

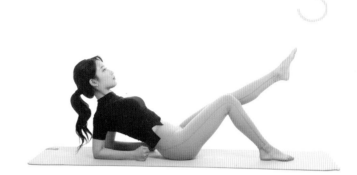

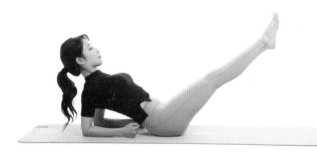

레벨업

운동의 강도를 올리려면
양쪽 다리를 모두 완전히
펴준다.

운동 횟수
10회
(좌우왕복 1회)
- - - - - - - - - - -
운동 세트
3세트

1 팔꿈치를 바닥에 대고 상체를 세워 무릎 사이를 모아 준비한다. 이때 무릎 각도는
100도 정도로 유지한다.

2 무릎 사이에 모으는 힘을 유지한 채 호흡을 내쉬며 오른쪽 다리를 완전히 펴준다

3 호흡을 마시며 오른쪽 다리를 제자리로 내린다. 다시 호흡을 내쉬며 왼쪽 다리를 완
전히 펴준다

사이좋은
허벅지 사이

우리 모두 사이좋게 지내면 좋지만 유일하게 사이가 멀어졌으면 하는 것이 있다. 바로 허벅지 사이. 스키니를 입었을 때 양쪽 허벅지 사이가 붙지 않는 핏은 많은 여성들의 로망 중 하나이다. 물론 이 허벅지 사이를 떨어트리기 위해선 전체적인 체중 감량도 필요하지만, 허벅지 안쪽 근육 운동을 통해 탄력을 만들어 주면, 라인이 정리된 탄력 있는 안쪽라인 핏을 가질 수 있다.

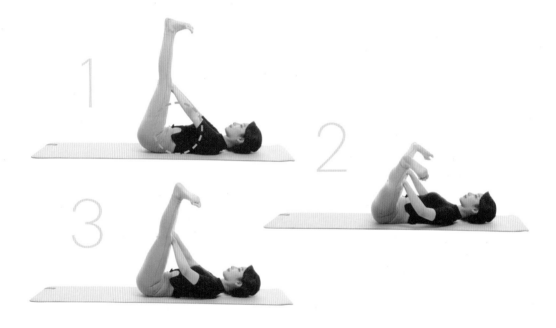

운동 시간
1분
운동 세트
3세트

1 하늘을 보고 누워 다리는 위로 쭉 뻗어 올리고 허벅지 안쪽을 손으로 잡는다. 호흡을 크게 내쉬며 복부를 바닥에 밀착시켜 준비한다.

2 다리를 최대한 벌려 '양손으로 다리를 미는 힘'과 '다리를 올리는 힘'이 서로 경쟁하며 1분 동안 버틴다.

3 호흡을 내쉬며 두 다리 사이를 완전히 모아준다. 이때 서로 저항을 주며 올라온다.

말랑말랑한 등살

데드리프트, 덤벨로우... 예쁜 뒤태를 위해 등 운동을 검색해 보면 어떻게 할지 모르겠는 어려워 보이는 운동뿐이다. 물론 바르게 진행이 된다면 좋은 운동이지만, 누워서 하는 간단한 동작으로도 얼마든지 예쁜 뒤태를 만들 수 있다. 더불어 라운드 숄더와 거북목 교정에도 효과적이다.

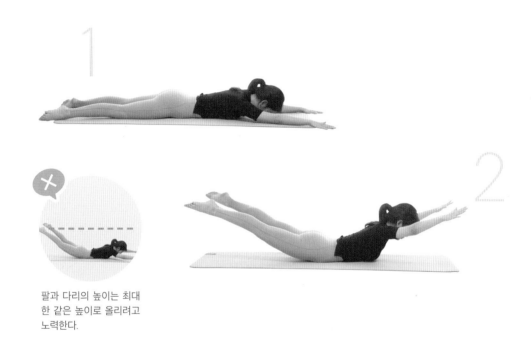

팔과 다리의 높이는 최대한 같은 높이로 올리려고 노력한다.

운동 횟수
15회

- - - - - - - - - - -

운동 세트
3세트

1 바닥에 엎드려 양손과 양발은 매트 너비만큼 벌려준다.
2 어깨를 끌어내리는 힘을 유지한 채 호흡을 내쉬며 양팔, 양다리, 머리를 최대한 들어준다.

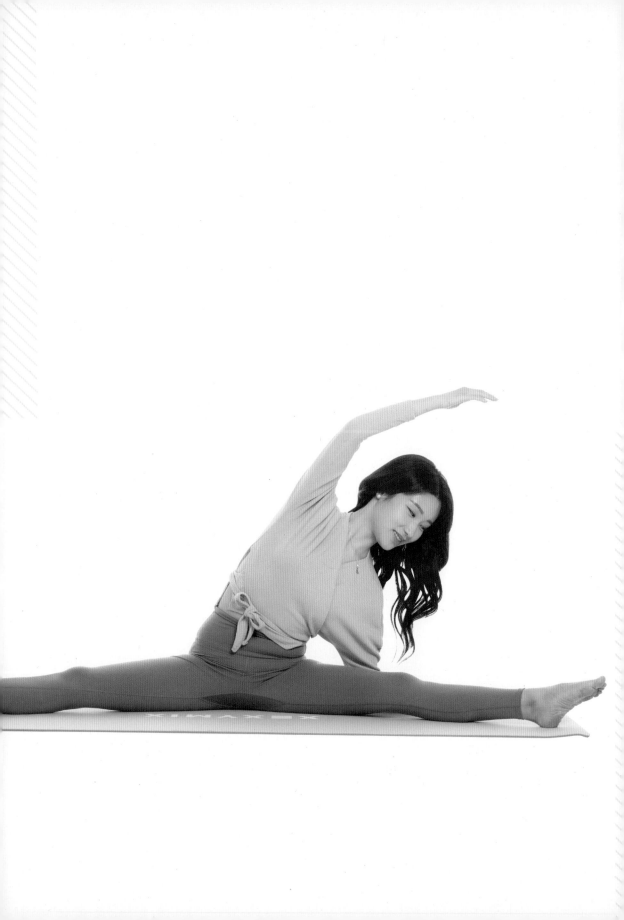

라인 만들고 지방 태우는
1타 2피 운동

다이어트의 기본은 체지방을 줄이고 근육량을 늘리는 것이다. 건강을 위해서도, 우리가 상상하는 예쁜 몸매를 가지기 위해서도 체지방은 줄이고 근육량은 늘어야 한다. 그래서 헬스장에서는 '스트레칭—근력운동—유산소 운동'과 같은 구성으로 보통 1시간에서 2시간 정도의 운동 프로그램을 추천한다.

하지만 근육 운동과 지방 태우기를 동시에 할 수 있는 쉽고 간단한 동작이 있다. 지방이 많아서 유독 스트레스를 받는 부위가 있다면 그 부위를 주로 사용하는 '펫버닝 동작'을 유산소 운동 대신 꾸준히 따라해보자.

복근 ✕ 펫버닝

복근을 만들기 위해선 복부의 근육을 발달시키는 동시에 지방도 태워야 한다. 복부가 확실하게 사용되는 기본 플랭크 동작에서 복부 사용을 더욱 추가시킨 '이 동작'은 납작한 복부와 선명한 복근 선을 동시에 만들 수 있다.

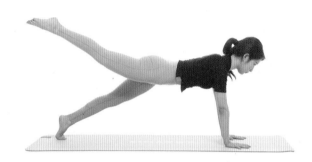

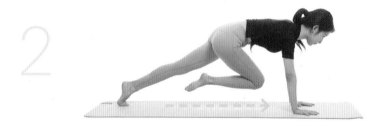

<table>
<tr><td>운동 횟수
좌우 10회씩</td></tr>
<tr><td>운동 세트
2세트</td></tr>
<tr><td>기본 동작
플랭크
(48쪽 참고)</td></tr>
</table>

1 양팔을 편 풀 플랭크 자세에서 오른쪽 발을 최대한 높이 들어준다.

2 호흡을 내쉬며 오른쪽 무릎을 접어 왼쪽 가슴 쪽으로 당겨준다. 이때 복부의 힘으로 무릎을 당긴다고 상상한다. 다시 호흡을 마시며 오른쪽 발을 내리지 말고 1의 동작으로 돌아간다.

하체 ✕ 펫버닝

'런지'를 응용시킨 동작이다. 다리 움직임이 뒤쪽을 향해 앞 허벅지 발달 없이 탄력 있는 예쁜 다리 라인을 가질 수 있으며 복부 단련에도 효과적이다.

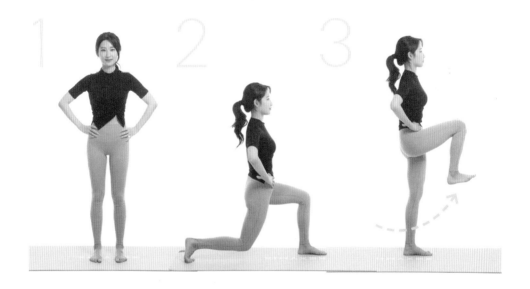

운동 횟수
좌우 20회씩

- - - - - - - - - -

운동 세트
2세트

1 손은 골반 옆, 양발 사이는 주먹 하나가 들어갈 정도로 벌리고 바르게 선다.

2 호흡을 내쉬며 오른쪽 발을 뒤로 멀리 보내며 런지 자세를 취한다.

3 다시 호흡을 내쉬며 오른쪽 발을 앞으로 당겨와 무릎을 접어 최대한 올려준다.

팔뚝 ✕ 펫버닝

평소 많이 사용하지 않아 지방이 축적된 팔뚝엔 긴장감이 적당히 들어간 움직임을 반복해 주는 것이 좋다. 좋아하는 노래 한 곡을 들으며 팔뚝의 지방을 활활 태워보자.

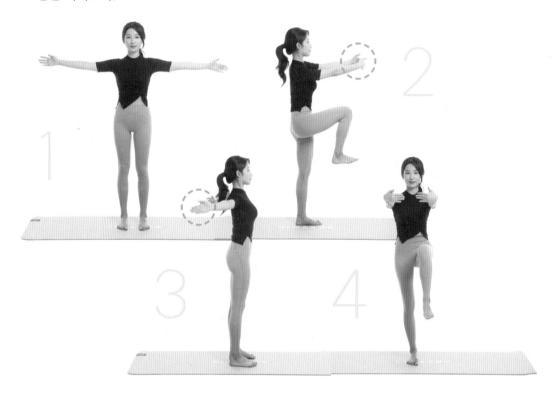

운동 시간
3분
운동 세트
1세트

1 양발은 주먹 하나가 들어갈 정도로 벌리고 양팔은 옆으로 넓게 펴고 준비한다.

2 손목과 팔을 앞으로 최대한 접는 동시에 한쪽 무릎도 최대한 당겨 올린다.

3 손목과 팔을 최대한 뒤로 열면서 동시에 올린 무릎을 다시 내린다.

4 다시 손목과 팔을 앞으로 최대한 접는 동시에, 반대쪽 무릎을 최대한 당겨 올린다.
손목과 팔을 최대한 뒤로 열면서 동시에 올린 무릎을 다시 내린다.

뒤태 ✕ 펫버닝

등을 이용한 뒤로하는 플랭크라 생각하면 쉽다. 기본 플랭크가 앞쪽 코어 단련에 좋은 동작이라면, '이 동작'은 뒤쪽 코어 단련에 좋은 동작이다. 더불어 다리 움직임을 추가한 덕분에 1세트로도 금방 몸의 활력과 에너지를 되찾을 수 있다.

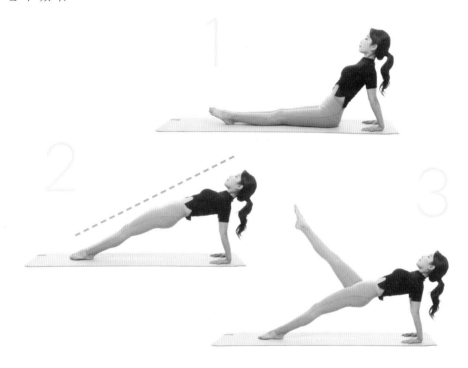

<table>
<tr><td>

운동 횟수
10회
(좌우왕복 1회)

운동 세트
3세트

기본 동작
백 플랭크
(54쪽 참고)

</td></tr>
</table>

1 두 다리를 모아 쭉 펴고 양손은 엉덩이와 한 뼘 거리에 손끝이 몸 쪽으로 향하게 짚는다.

2 호흡을 내쉬며 엉덩이를 들어 옆에서 봤을 때 몸이 일직선이 되도록 만들어 준다.

3 호흡을 내쉬며 오른쪽 다리를 올렸다 내린다. 다시 호흡을 내쉬며 왼쪽 다리를 올렸다 내린다.

· 3까지 진행한 후 엉덩이를 내려 1의 자세로 돌아오면 운동 횟수는 1회이다.

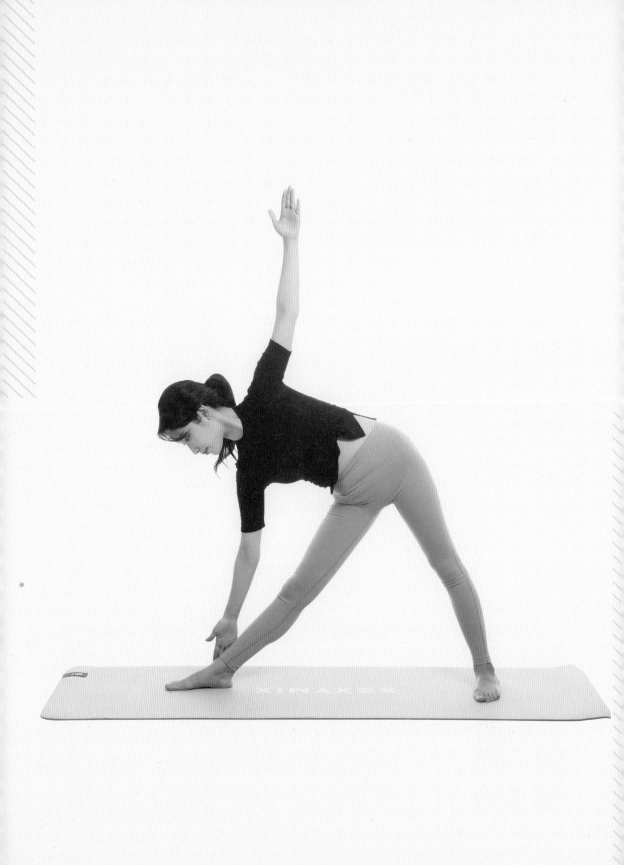

벽을 이용한 셀프 체형교정

꾸준한 운동은 정신을 맑게 해주고 기초대사량을 높여주며 면역력을 증가시키는 등 많은 이점이 있다. 운동 자체로도 좋지만 체형을 바르게 잡아주며 운동을 하면 더욱 훌륭한 효과를 얻을 수 있다.

좌우의 균형이 바르면 얼굴의 비대칭이 좋아져 얼굴이 더욱 아름다워 보인다. 바른 체형은 두통, 요통 등과 같은 일상 속 통증을 완화시켜 주며 소화기 건강 및 변비에도 도움이 된다.

교정 운동은 벽만 있으면 어디서든 얼마든지 가능하다. 바닥에서 수직으로 바르게 뻗어있는 벽은 우리 몸의 바른 정렬을 찾아주는 좋은 도구가 될 수 있다. 병원이나 전문가 대신 집에서 '벽'과 함께 내 몸의 밸런스를 찾아보자.

거북목과 라운드 숄더
교정 동작 A

라운드 숄더는 등과 어깨가 말림과 동시에 가슴 근육이 짧아진다. 이 동작
은 앞쪽의 짧아진 가슴 근육을 시원하게 스트레칭 할 수 있으며 팔의 가동범
위를 늘리는 데 도움이 된다.

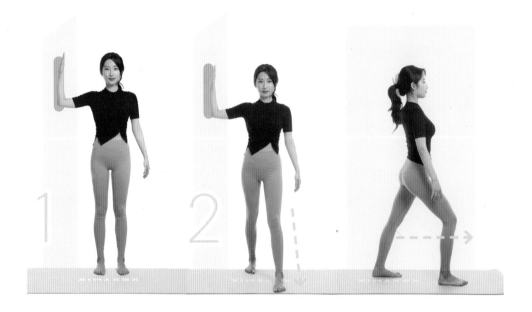

운동 시간
1분

- - - - - - - - - - -

운동 세트
좌우 2세트

1 팔뚝의 길이만큼 벽에 떨어져 옆으로 서서 팔꿈치부터 손바닥까지 벽에 붙인다.

2 벽의 바깥쪽 발을 앞으로 보낸다. 내민 쪽 무릎을 접어 상체를 앞으로 보내고 1분 동
  안 유지한다.

거북목과 라운드 숄더
교정 동작 B

머리가 앞으로 숙여지지 않게 잡아주는 힘과 견갑의 안정성을 동시에 찾을
수 있어 거북목 교정에 아주 효과적이다.

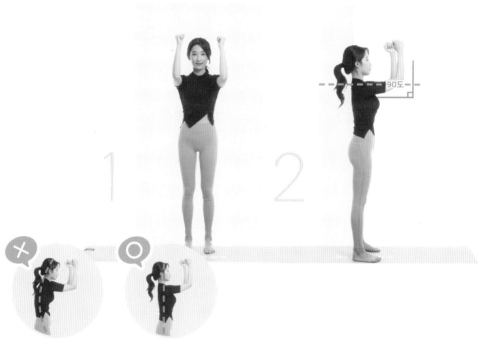

윗등은 말리지 않게 일자로 곧게 펴준다.

운동 시간
1분

운동 세트
2세트

1 양발은 어깨너비로 벌리고 벽에 등과 머리를 대고 바르게 서서 턱은 당긴다. 팔꿈치
  는 90도로 접어 어깨 높이만큼 앞으로 올린다.

2 턱 당기는 힘을 유지한 채 호흡을 내쉬며 복부는 납작하게 넣고 팔꿈치는 앞으로 밀
  어낸다. 숨을 마실 때 힘을 살짝 풀었다가 내쉬며 다시 같은 방향으로 힘을 준다.

거북목과 라운드 숄더
교정 동작 C

머리가 앞으로 숙여지지 않게 잡아주는 힘을 기르는 동시에, 말린 어깨를
바르게 펴주고 직각어깨를 만드는 데에도 도움이 된다.

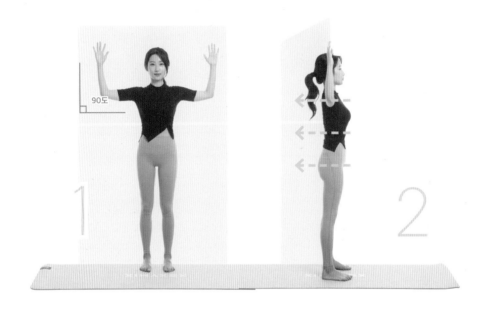

<table>
<tr><td>

운동 시간
1분

운동 세트
2세트

</td><td>

1 양발을 모아 벽에 등과 머리를 대고 바르게 서서 턱은 당기고, 팔은 90도로 접어 옆
으로 펼친다. 손바닥은 모두 열어 손등을 벽에 붙인다.

2 호흡을 내쉬며 턱, 손등, 팔꿈치, 어깨, 등, 복부를 모두 벽과 싸움하듯 1분 동안 밀어
낸다.

</td></tr>
</table>

골반 교정 **동작 A**

골반이 틀어져 있으면 양쪽에 동일한 힘으로 하체 운동을 하더라도 틀어진 그 상태로 동작을 수행하기 쉽다. 벽을 이용한 이 스쿼트 변형 동작은 척추를 바르게 세움과 동시에 엉덩이 근육의 좌우를 균형 있게 발달시킬 수 있다. 또한 하체 운동 전 사전 동작으로 진행하면 이후 다른 운동에서도 훨씬 좌우를 균형 있게 사용할 수 있다.

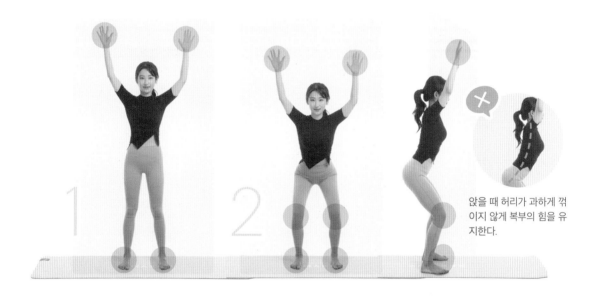

앉을 때 허리가 과하게 꺾이지 않게 복부의 힘을 유지한다.

운동 횟수
10회

- - - - - - - - - - -

운동 세트
2세트

1 벽을 보고 서서 발끝은 벽에 붙이고 발 사이는 어깨너비만큼, 손바닥은 만세하여 벽에 붙이고 준비한다.
2 호흡을 내쉬며 손바닥은 벽에 붙인 채로 넘어지기 직전까지 앉는다.

· 호흡에 집중하며 천천히 진행한다.

골반 교정 **동작 B**

동작 A를 진행했다면 연속해서 동작 B도 진행해보자. 집에서 또는 사무실의 벽만 있으면 쉽게 할 수 있다. 골반이 틀어지면 몸의 중심이 틀어져 신체의 전반적인 밸런스가 깨져 여러 통증을 유발시킨다. 이 동작으로 틀어진 골반의 교정과 밸런스를 맞추기 바란다.

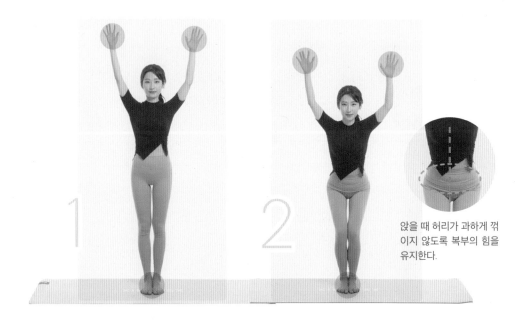

앉을 때 허리가 과하게 꺾이지 않도록 복부의 힘을 유지한다.

운동 시간
1분

운동 세트
3세트

1 벽을 보고 서서 발끝은 벽에 붙이고 발 사이는 모두 모아, 손바닥은 만세하고 벽에 붙이고 준비한다.
2 호흡을 내쉬며 손바닥은 벽에 붙인 채로 넘어지기 직전까지 앉아 1분 동안 유지한다.

· 호흡에 집중하며 천천히 진행한다.

여러분의 탈 다이어트를 기록하세요.

오늘 음식, 운동, 스트레칭을 기록해 보세요. 하루, 한 주, 한 달을 정리하다 보면,

나의 습관, 식사, 운동 등을 파악할 수 있어요.

년   월   일

오늘 아침 루틴	오늘 나의 마음 속 이야기

오늘 먹은 음식들

오늘 운동들

오늘 마신 물

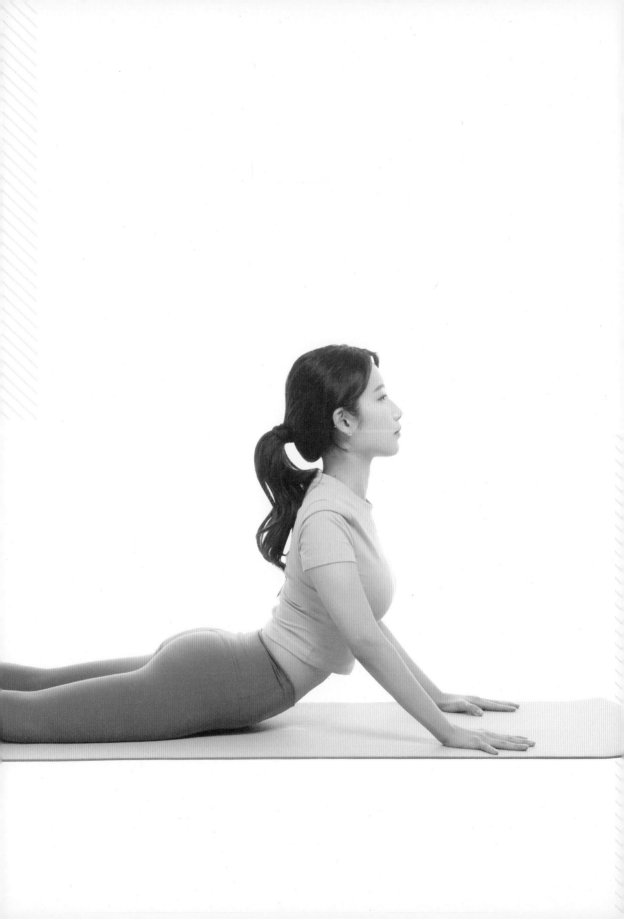

땅콩볼로
해결하는 만성통증

많은 사람들이 일상 속 다양한 통증을 겪는다. 오래 앉아있거나 누워 있거나 많이 걷거나 월경증후군 등 다양한 이유로 목, 허리 등에 불편함을 느낀다. 이를 해결하고 싶어 운동을 해봐도 평소 아팠던 곳이 더 아파져 이대로 문제가 생기는 것은 아닐지 의문이 든다.

만성통증을 근본적으로 해결하기 위해선 재활운동이 필요하지만 그 전에 과하게 긴장되어 있는 근막을 풀어주면 안전하게 통증을 케어할 수 있다.

'허리 아프다!'의 종류는 생각보다 다양하다. 우리는 엉덩이 바로 위가 아프거나 아래 허리가 가로나 세로로 뻐근해도 등 가운데가 불편해도 모두 '허리가 아프다'로 통칭한다. 하지만 비슷한 듯 다양한 종류의 요통도 각 위치별 원인과 치료 방법이 다르다.

윗등 가로 **통증**

복직근 상부가 굳었을 때 발생하는 통증이다. 우리가 흔히 알고 있는 식스 팩에 해당하는 근육 위쪽 두 칸이 굳었다고 생각하면 쉽다. '나는 복근이 약한데 굳었을 리가!'라 생각하면 오산이다. 근육의 굳음과 강하다는 별개이다. 근육은 너무 늘어져도 약해지지만 굳어도 약해진다.

또한 배가 굳으면 심장으로 피가 가지 못해 다리가 붓고 살이 찌기 쉬우며, 소화기의 운동을 방해해 복부팽만, 위통, 소화불량과 같은 질환도 유발한다. 허리가 아프지 않더라도, 평소 소화불량으로 불편함을 자주 느낀다면 수시로 풀어주는 것이 좋다.

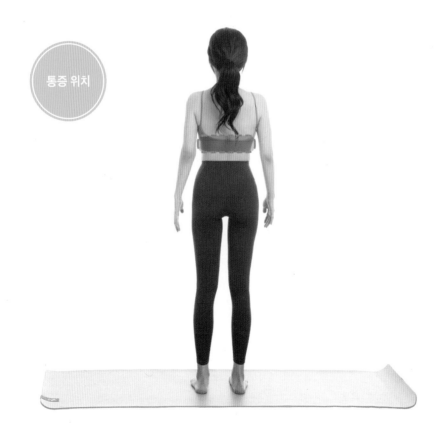

통증 위치

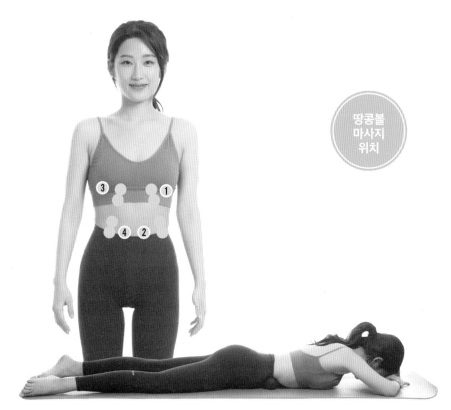

땅콩볼을 마사지 포인트에 두고 엎드려 몸에 힘을
풀고 편안히 호흡한다.

운동 횟수
마사지 포인트 별
느린 호흡 5회

1 왼쪽 늑골 바로 아래   2 왼쪽 늑골 조금 더 아래

3 오른쪽 늑골 바로 아래   4 오른쪽 늑골 조금 더 아래

· 윗몸 일으키기처럼 누워서 상체를 올리는 동작을 할 때 이 부위가 자주 아팠
다면 이미 굳어있는 복직근 상부가 과하게 사용되어 발생하는 통증이다. 이때
는 잠깐 해당 위치의 복부를 풀고 운동하는 것이 좋다.

· 식사 직후는 피하고 최소 식사 1시간 이후 마사지하는 것이 좋다.

엉덩이 바로 위
가로 통증

복직근 하부가 늘어났을 때 발생하는 통증으로, 우리가 흔히 알고 있는 식스 팩에 해당하는 근육 아래쪽 두 칸이 약해졌다고 생각하면 쉽다. 우리의 근육은 약해서 제 기능을 못해도 긴장을 유발해 통증을 일으킨다. 다시 말해 뭉친 근육뿐만 아니라 약하고 늘어진 근육도 통증을 유발한다. 이러한 통증을 해결하기 위해서는 충분한 마사지가 필요하다.

해당 부위는 굳어 있는 장도 함께 자극시켜 숙변, 가스, 변비에도 좋은 효과를 볼 수 있다. 만성변비를 앓고 있다면, 기상 후 공복에 따뜻한 물 한 잔을 마신 후 이 마사지 5분 루틴을 습관처럼 해보자. 화장실 가는 횟수가 점점 늘어날 것이다.

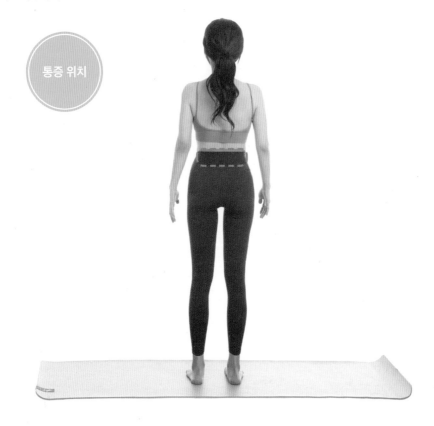

통증 위치

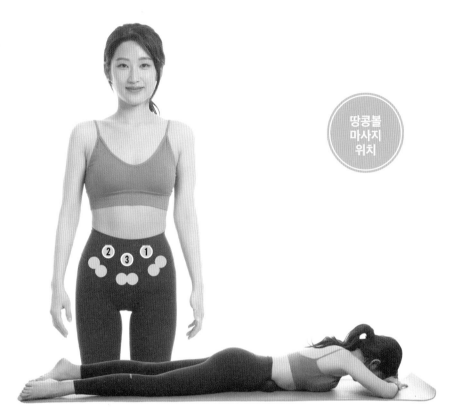

땅콩볼을 마사지 포인트에 두고 엎드려 몸에 힘을
풀고 편안히 호흡한다.

운동 횟수
마사지 포인트 별
느린 호흡 5회

1 왼쪽 골반 바로 위

2 오른쪽 골반 바로 위

3 배꼽 아래 가로로

엉덩이 바로 위
가운데 통증과 다리 저림

허리의 문제가 아닌 엉덩이, 그 중에서 중둔근이라는 근육이 긴장되었을 때
나타나는 통증으로, 소둔근이 긴장되면 다리 외측의 저림까지 발생한다. 즉
해당 부위를 해결하려면 엉덩이 근육을 열심히 풀어주어야 한다. 중둔근, 소
둔근의 부위가 가까워 마사지 포인트를 찾지 못해도 괜찮다. 땅콩볼로 엉덩
이 전체를 골고루 풀면 된다. 천천히 굴리다가 유독 아픈 쪽이 있다면 더 열심
히 풀어주자.

해당 통증이 발생하지 않아도 다리 꼬는 습관, 짝다리로 서는 습관이 있다
면 엉덩이 근육을 자주 풀어주는 것이 좋다. 생각보다 많이 아프지만 강하게
풀어도 괜찮은 부위이다.

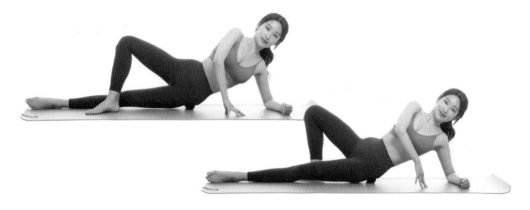

운동 횟수
마사지 포인트 별
느린 호흡 5회

1 허리와 엉덩이 경계 부위 통증
2 다리 저림

· 해당 부위를 찾아 따로 마사지하기보단 엉덩이 전체를 골고루 풀어주는 것이
  좋다.

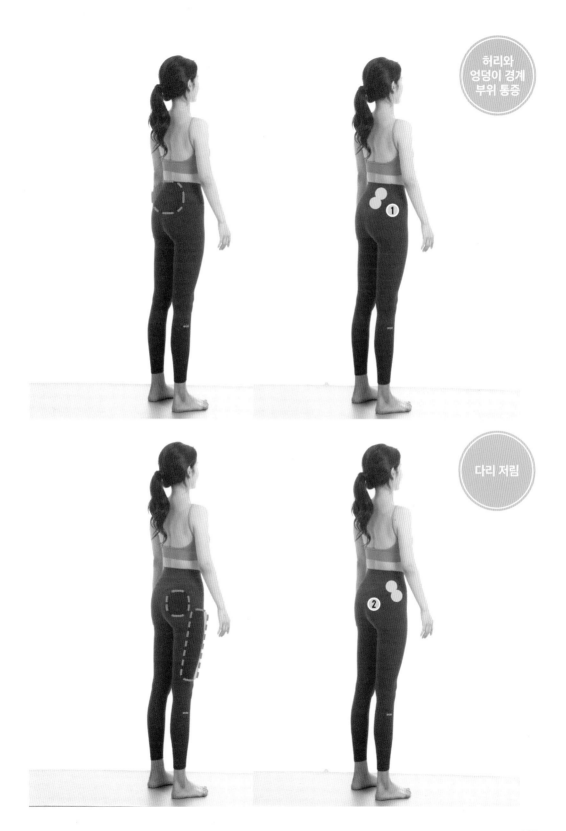

허리와
엉덩이 경계
부위 통증

다리 저림

145

허리 양 옆
세로 통증

허리 양 옆 세로 방향의 허리 통증은 장요근이 단축되어 발생하는 통증으로, 양쪽보다는 한 쪽만 아픈 경우가 많다. 주된 원인인 장요근을 땅콩볼로 마사지하긴 어렵지만, 뻐근함이 느껴지는 부위를 직접 땅콩볼로 풀어주어도 통증 완화에 효과적이다. 결국 장요근 단축과 함께 허리가 과하게 사용되어 발생한 통증이기에 땅콩볼로 아픈 허리를 풀어주어도 요통 완화에 효과적이다.

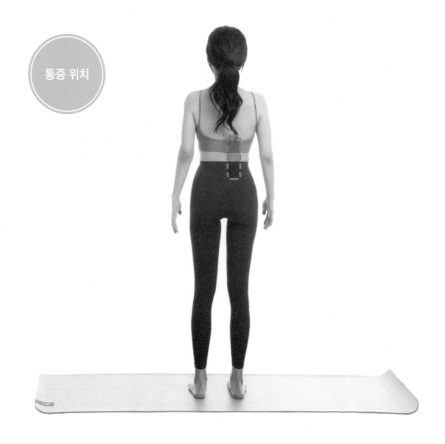

통증 위치

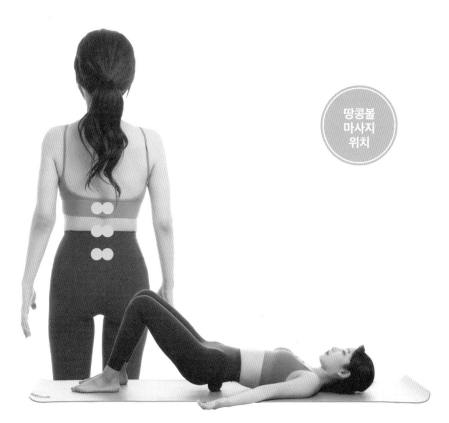

땅콩볼
마사지
위치

하늘을 보고 누워서 손은 양쪽 바닥에 내리고 땅콩
볼을 천천히 굴린다.

1 허리 양쪽

운동 시간
3분

- - - - - - - - - - - - -

운동 횟수
마사지 포인트 별
느린 호흡 5회

· 마사지 이후 기본 동작인 스완을 진행해주면 통증 완화에 효과적이다.

147

어깨와 승모근 통증

목, 어깨, 승모근의 뻐근함은 다양한 근육의 긴장에서 유발된다. 해당 부위를 모두 풀어주는 것도 좋지만, 상부 승모근부터 날개뼈 사이를 직접 땅콩볼로 풀어주면 이 통증을 유발하는 근육이 골고루 이완되어 금세 시원함을 느낄 수 있다

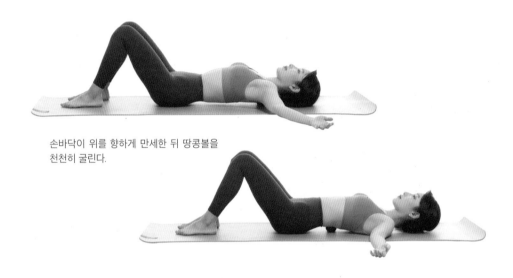

손바닥이 위를 향하게 만세한 뒤 땅콩볼을
천천히 굴린다.

운동 횟수
마사지 포인트 별
느린 호흡 5회

1 날개뼈 가장 위쪽에서

2 날개뼈 가장 아래쪽까지

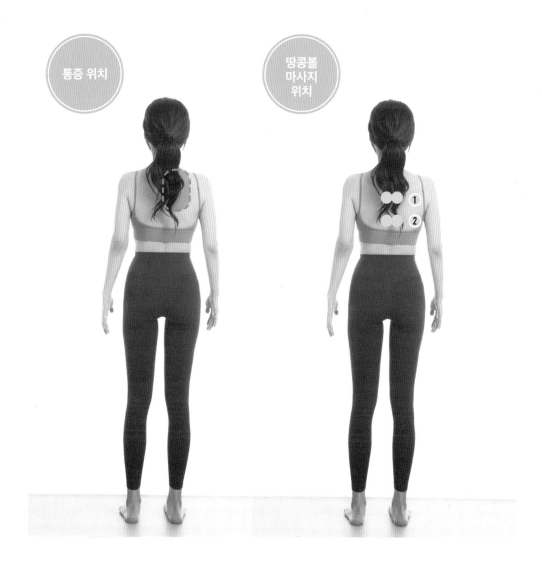

통증 위치

땅콩볼
마사지
위치

1
2

홈트레이닝을 하고 있는 요가 초보자입니다. 2년 동안 공부만 하다가 굳어버린 제 몸이 너무 안타까워서 요가를 시작해야겠다고 생각했어요. 근데 여건상 집에서 할 수밖에 없어 유튜브를 찾다가 지은님의 영상을 우연히 보게 됐어요. 알맞은 속도에 친절한 설명까지 달아주셔서 초보자인 제가 정말 쉽게 따라할 수 있었어요. 하루하루 달라지는 저의 모습을 보면서 뿌듯함을 느끼다 보니 지금까지 꾸준히 하고 있습니다. 특히 복근 운동 루틴이 정말 엄지 척!!! 앞으로도 꾸준히 운동해서 더 예쁜 몸을 만들 수 있을 것 같아요.

직업이 물리치료사라 환자분들을 치료하고 집에 돌아오면 체력이 딸려서 바로 씻고 시체놀이하기 바빴어요. 환자 치료 외에도 하는 일이 많아서 스트레스로 컨디션이 바닥을 쳐서 특별히 시간을 내서 나를 위한 시간을 가져봤어요. 산책도 하고 운동도 하고 온전히 나를 위한 시간을 보내니까 저도 모르는 게 행복함이 배어나왔어요. 남자친구랑 카톡을 하는데 너무 행복해 보인다고... 카톡에서도 느껴질 정도면 말 다했죠. 앞으로도 꾸준히 나를 알아가는 시간을 보내볼까 해요. 늘 반복적인 일상 때문에 무기력했는데 선생님 덕분에 하루하루를 특별하게 보낼 수 있을 것 같아요.

'종아리 스트레칭'이 뜨기 전부터 언니의 유튜브 채널을 처음부터 애청했어요. 저는 다이어트로 49kg까지 뺐다가 요요로 다시 60kg 가까이 살이 쪘어요. 한창 살을 뺄 때는 근력 운동은 안하고 유산소만 2시간이고 3시간이고 죽어라 하면서 살을 쭉쭉 뺐었는데, 문득 언제까지 이렇게 살아야 하지 싶은 거예요. 먹고 싶은 것도 못 먹고 1kg, 2kg로 찌는 것에 스트레스는 또 엄청 받고... 지금 생각해보면 강박이었던 것 같아요. 게다가 단기간에 무리하게 살을 빼다보니 요요랑 초콜릿 중독, 빵 중독에 우울증까지 겹쳤어요. 그래도 지금은 치료 받고 폭식이랑 단 것 중독에서는 벗어났답니다. 그동안 너무 무식하게 살만 빼려고 한 것 같아요. 그래서 앞으로는 내가 만족하면서 살을 빼는 다이어트도 배워가면서 나만의 방법을 찾고자 합니다.

탈 다이어트, 식단이 아닌
식사를 즐겨라

샐러드는
최고의 식단이 아니다

다이어트를 마음먹으면 친구들과 약속을 잡지 않거나 필요한 식사자리도 피하게 된다. 간혹 어쩔 수 없이 외식을 하게 되는 경우가 생기면 가기 전부터 상당한 스트레스를 받는다. 그런 중에 왕창 먹기라도 한다면 '역시 다이어트 중 외식은 무리야! 잘하던 다이어트를 다 망쳐버렸어'라고 생각하며 후회하기 일쑤다.

'다이어트 = 약속 ×'는 상당히 잘못된 공식이다. 물론, 내가 좋아하지 않는 자리에 굳이 갈 필요는 없지만, 좋아하는 사람들과의 약속도 피하다보면 마음에 '외로움'이 차곡차곡 쌓일 것이다. 그 외로움은 결국 스트레스로 이어져 또 다른 폭식을 유발하게 된다. 결과적으로 '외식의 여부'가 내 다이어트 결과에 큰 영향을 미치지는 않는다.

우리는 먹고 싶은 음식을 '잘 즐기는' 연습을 해야 한다. 다이어트를 위해 식욕을 억누르고 샐러드만 먹다간, 식욕이 점점 더

커져 폭식을 반복하게 된다. 현미밥, 고구마, 닭가슴살, 달걀, 샐러드만 먹어야 살이 빠지는 것이 아니다. 흔히 알려진 다이어트용 메뉴들은 칼로리 대비 영양구성이 가장 효율적이거나 GI지수가 낮은 음식일 뿐이다.

하지만 일반식에도 '적절한 한 끼의 다이어트 식사'가 얼마든지 있다. 맛있는 외식 메뉴에 살짝 센스만 더해도 '다이어트에 아주 좋은 식사'가 된다. 또한 절대 먹으면 안 될 것 같던 치킨, 피자와 같은 고칼로리 음식은 그동안 체중감량을 위해 '이렇게' 먹으면, 다이어트에 방해 받지 않고, '살찌지 않은 날', '유지하는 날'로 만들 수 있다.

혼밥의 경우 내가 원하는 메뉴를 자유롭게 고를 수 있지만 친구들과의 약속, 남자친구와의 데이트, 직장동료들과의 식사, 가족끼리 외식 등과 같은 경우엔 메뉴를 결정할 수 있는 자유가 많지 않다. 누군가와 함께하는 시간이기에 메뉴 선택은 상의를 하거나 누구가의 주도 하에 선택되는 경우가 꽤 많다. 어떤 메뉴든 괜찮다. 외식하러 가기 전에 오늘 먹을 메뉴의 외식 가이드만 숙지하고 가면 나의 다이어트에 브레이크가 걸리지 않는다.

자극적인 맛으로 인해 적당히 먹기 어려운 고칼로리 메뉴도 쉽게 양 조절 하는 꿀팁을 꼭꼭 눌러담았으니 약속장소에 가기 전 꼭 메뉴를 체크하고 집을 나서자! 그러면 다이어트 중 외식이더 이상 두렵지 않을 것이다.

샐러드에 대한 오해

'샐러드'가 다이어터에게 유일하게 허락된 음식이라는 '오해'는 그만 풀었으면 좋겠다. 외식으로 먹는 음식과 샐러드의 차이는 신선한 채소가 많고 드레싱 여부에 따라 나트륨 조절이 가능하며, 대체로 몸에 좋은 건강한 재료로 구성된 것이다. 의외로 샐러드 토핑으로 자주 등장하는 크랜베리, 아몬드, 아보카도, 올리브 등의 칼로리는 생각보다 높다.

그럼에도 불구하고 이들이 다른 음식들과 다르게 샐러드의 재료로 자주 사용되는 이유는 양질의 영양소 때문이다. 포만감이 좋거나 식이섬유가 풍부해 변비에 좋거나 피부에 좋거나 체지방 분해에 도움이 된다는 이유 중 하나인 경우가 많다.

그 말인즉 샐러드도 많이 먹으면 살이 찔 수 있으며 그보다 스스로의 식욕을 억누른 채 샐러드나 흔히들 이야기하는 클린 식단으로만 먹다보면 폭식으로 이어지기 일쑤다. 클린 식단만 먹으려다 식욕이 폭발해 과식과 절식을 반복하는 것보다는 좋아하는 음식을 적절히 즐기는 것이 건강에 훨씬 이롭다.

샐러드는 앞서 이야기한 것처럼 다이어트에 제일 최적화된 음식은 아니다. 아무리 몸에 좋고 건강한 재료들로만 구성된 샐러드라도, 나쁜 식습관으로 위장이 예민한 상태의 사람에겐 익히지 않은 채소가 자극적일 수 있으며, 장이 약한 사람에겐 가스를 유발할 수 있다.

신선한 채소는 비타민과 미네랄이 풍부하고 익힌 채소는 해독, 흡수율에 도움이 되어 소화기가 약한 사람에겐 생 채소보단 익힌 채소가 좋다.

또한 슈퍼 푸드가 가득하고 전체적으로 푸짐한 비주얼의 샐러드는 일반식과 비교해 나트륨이 조금 낮고 탄수화물보단 단백질, 지방, 식이섬유의 비율이 더 높다는 차이만 있을 뿐 칼로리는 비빔밥 한 그릇보다 더 높은 경우도 많다.

결국 다이어트 식단의 정답은 무조건 샐러드가 아니라는 것이다. 우리가 흔히 일반식이라 부르는 한식과 샐러드의 가장 큰 차이점은 한식의 메인 음식은 '밥', 샐러드의 메인 음식은 '채소'라는 차이뿐이다.

샐러드를 먹을 때는 보통 밥 대신 고구마, 단호박, 빵, 오트밀 등과 같은 탄수화물을 함께 섭취한다. 그 말인즉 GI지수처럼 차이는 있으나, 비빔밥에 밥을 1/2만 덜어내고 양념장을 소량 비벼 먹으면 사실상 샐러드와 영양구성이 거의 비슷해진다.

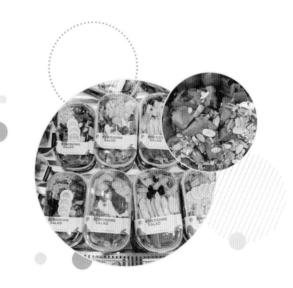

샐러드
vs 밥 반 공기 넣은 비빔밥

샐러드와 밥을 반 공기만 넣은 비빔밥 중 하나만 추천하라면 후자를 택하겠다. 왜냐하면 다이어트를 힘들어하는 많은 사람들은 샐러드를 좋아해서 먹는 것이 아니다. '살을 빼려면 식사 대신 이걸 먹어야 해'라는 생각으로 먹는다.

소중한 식사시간을 맛있게 즐기는 것이 아닌 어쩔 수 없는 선택으로 샐러드를 입에 넣고 있는 것이기에 심리적 허기가 유발될 수밖에 없다. 더불어 '다른 사람과 함께 먹지 못한다', '눈치가 보인다'는 불편함에 스트레스가 올라와 가짜 식욕을 만들기도 한다.

샐러드, 비빔밥 두 가지의 선택지 중 나의 다이어트에 가장 좋은 음식은 내가 진정으로, 간절히 원하는 음식이다. 신선하고 건강한 입맛을 가진 사람에겐 비빔밥보다 샐러드가 훨씬 만족스러운 한 끼가 될 수 있다. 반면 '나는 밥 없인 살 수 없어!'하는 'Only 한식파'에겐 밥을 반 공기 덜어 낸 비빔밥이 훨씬 행복한 한 끼가 될 것이다.

사람마다 각자의 취향이 다르며 같은 취향이더라도 그날의 환경이나 컨디션마다 최적의 식단은 달라진다.

여기서 한 가지 사실을 이야기하자면, 비빔밥에서 밥을 빼면 샐러드이고, 샐러드에 밥을 추가하면 비빔밥이라는 것이다. 그렇다면 소스는 어떤가? 샐러드엔 드레싱을 넣고 비빔밥엔 양념장을 넣는다. 드레싱이든 양념장이든 많이 넣으면 나트륨이 올라가고 적게 넣으면 나트륨이 낮아지는 것은 동일하다.

한국인의 일반적인 식사에 나트륨이 과해져 문제가 대두되고 오해가 생겼지만, 사실 '나트륨'도 몸에 정말 중요한 영양성분 중 하나이다. 샐러드를 먹을 땐 보통 드레싱을 따로 주니 기호에 맞게 넣으면 되고, 비빔밥을 먹을 땐 주문과 함께 '양념장은 따로 주세요!'라고 요청하여 소량만 넣어 먹으면 된다.

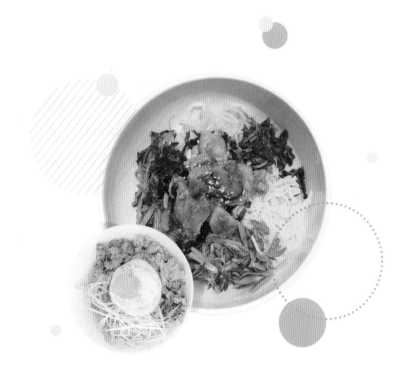

더 좋은 샐러드
선택법

앞서 이야기 했듯 소화기가 예민하고 약한 이들에겐 생 채소로 가득한 샐러드가 오히려 위장내 가스와 더부룩함을 유발할 수 있다. 뿐만 아니라 너무 푸짐한 샐러드는 생각보다 체중감량에 도움이 안 될 수 있다. 연어와 닭가슴살 즉 해산물과 육류가 모두 들어간 샐러드도 소화에 부담을 준다.

샐러드를 고를 때 메인 토핑은 육류와 해산물 중 한 가지로 구성된 것이 좋으며, 탄수화물은 다른 음식에서도 얼마든지 쉽게 섭취할 수 있으니 잡곡류, 고구마와 같은 탄수화물의 비중이 높은 샐러드보단 단백질과 지방이 골고루 구성된 샐러드를 추천한다.

무엇보다 중요한 것은 각자의 체질에 따라 잘 맞는 음식은 다르다는 것을 알아야 한다. 섭취 후 가스가 차거나 몸에 기운이 빠지게 하는 음식은 아무리 건강에 좋다고 해도 나와 맞지 않은 음식이니, 되도록 피하는 것이 좋다.

더 좋은
샐러드 활용법

다이어트를 위해 당연한 듯 매일 끼니로 샐러드를 먹는 것보다 필요한 상황에 센스 있게 활용하는 것이 좋다.

❶ 아침 점심으로 이미 고칼로리를 잔뜩 먹었을 때, 죄책감에 저녁을 굶으면 야식 혹은 다음날의 또 다른 과식으로 이어지기 쉽다. 그럴 땐 파*바게트, 투*플레이스의 토핑이 많지 않은 가벼운 샐러드로 저녁 식사를 대신하자.

❷ 치킨이 먹고 싶지만 한 마리를 주문하자니 모두 먹어 치울까 두렵다면 '치킨 샐러드'를 먹자. 메인 토핑으로 '튀긴 치킨'이 들어가 있지만, 애초에 양이 적어 다이어트에 크게 방해되지 않는다. 또한 함께 섭취하는 채소덕에 충분한 포만감까지 느낄 수 있다.

❸ 유독 허기지고 식욕이 왕성해질 땐 토핑이 푸짐한 샐러드를 먹어 보자. 바빠서 식사시간을 놓쳤거나 전날 과음했거나 월경 전 증후군 등과 같은 상황에서 먹는 고칼로리 음식은 과식으로 이어지기 쉽다. 이때는 다음 끼니로 무엇을 먹어도 좋으니 당장은 토핑이 푸짐하게 들어간 샐러드를 섭취해 식욕을 달래주는 것이 좋다. 카페마*스의 단호박 샐러드에 커리 치킨, 리코타 치즈를 추가한 조합을 추천한다.

더 좋은
드레싱 선택법

샐러드에 드레싱을 넣는 것이 좋을까 넣지 않는 것이 좋을까. 당연히 넣는 것이 좋다. 드레싱을 넣어야 맛있으니까! 한식은 나트륨 함량이 높은 음식이 많아 '나트륨'은 '나쁜 것'이라는 오해가 많은데, 사실 나트륨은 탄수화물, 단백질, 지방 못지않게 중요한 영양소 중 하나다.

일반적인 샐러드를 구입하면 함께 주는 드레싱을 다 먹어도 웬만해선 하루 나트륨 권장량을 초과하지 않으니 이왕이면 꼭 드레싱을 곁들여 맛있게 먹는 것이 최고의 선택이다.

드레싱의 종류로는 마요네즈가 베이스인 드레싱보단 가벼운 오리엔탈이나 발사믹 식초가 좋다. 하지만 그것보다 더 중요한 것은 샐러드를 가장 맛있게 해줄 최적의 드레싱을 선택하는 것이다. 맛있게 먹는 것이 정신건강에 이로우며, 정신이 건강해야 폭식과 요요 없는 다이어트를 꾸준히 이어나갈 수 있다.

핫플레이스
샐러드 맛집

'샐러드를 대체 무슨 맛으로 먹는지 모르겠다'라고 하는 사람은 주목! 지금까지 자극적인 한식에 입맛이 길들여져 있다면 건강식은 간도 안 맞고 싱거워서 '먹는 재미'를 느끼지 못할 것이다. 그럴 땐 '다이어트를 위해 샐러드를 먹어야 해'라고 생각하며 자신의 입맛은 전혀 고려하지 않은 맛없는 샐러드를 애써 먹을 것이 아니라 핫플레이스 샐러드 맛집을 찾아가 보자.

'샐러드' 자체를 하나의 요리로 최상의 맛을 만들어 낸 다음의 추천 샐러드를 맛보면 '세상에 이렇게 맛있는 샐러드라면, 매일 먹어도 좋겠다!'라는 생각이 들 것이다. 물론, 매일 먹기엔 거리적으로나 비용적으로 부담스러울 수 있지만, 가끔 웰메이드(well made) 샐러드를 경험하다보면 '샐러드' 자체에 대한 애정이 생겨 이후의 클린한 식사에서도 더 행복하고 맛있게 먹을 수 있을 것이다.

allavo 알라보

각 재료에 최고의 맛을 낼 수 있는 조리법으로 만들어진 샐러드이다. 그냥 섞어 먹기 아까울 만큼 재료 하나하나의 맛이 모두 살아있어, '샐러드 자체의 맛'으로만 순위를 매긴다면 알라보에 1등을 주고 싶다.

'드레싱을 많이 첨가해' 자극적인 샐러드의 맛으로 만들어지는 곳도 있지만 이곳은 드레싱을 소량만 넣어 먹어도 맛있다. 대신 다른 샐러드 카페보단 한 그릇의 칼로리가 높은 편이므로 점심을 많이 먹어 샐러드를 먹어야 할 때 보단 '건강한 음식으로 힐링하고 싶다' 할 때 먹을 것을 추천한다.

지니쌤 pick menu

수비드 연어 아보카도
수비드 비프 아보카도

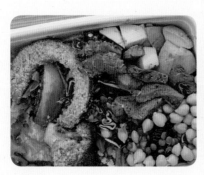 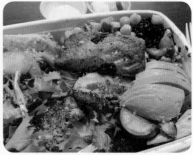

CHICK PEACE 칙피스

지중해식 비건 샐러드를 파는 곳으로 많이 알려진 곳이다. 다른 샐러드 카페에서 잘 볼 수 없던 팔라펠, 후무스와 같은 아랍 음식을 맛볼 수 있다. 재료 구성 대비 다른 카페보단 가격이 저렴한 편이다. 특히 콜리플라워가 통으로 구워 나오는 '통구이 콜리플라워'라는 메뉴는 정말 별미다.

칙피스를 처음 방문한다면 다양한 토핑이 골고루 들어간 '더 비건 샐러드'를 도전하고, 이후엔 내 입맛에 잘 맞는 재료 위주로 구성된 메뉴를 선택하는 것이 좋다. 친구와 두 명이서 각자 샐러드 한 개와 '통구이 콜리플라워'를 주문해 먹으면 한식보다 더한 포만감을 느낄 것이다.

지니쌤 pick menu

더 비건 샐러드
통구이 콜리플라워

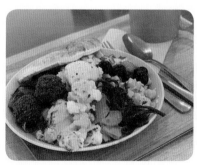
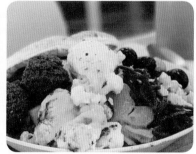

CAFE MAMAS 카페마마스

리코타 치즈 샐러드로 널리 알려진 브런치 카페 중 가장 대표적인 체인 음식점이다. 단연 베스트 메뉴답게 이곳의 리코타 치즈 맛은 일품이다. 토핑을 추가할 수 있어 기본 샐러드를 먹는 것보단 칼로리가 낮은 단호박이 메인으로 들어간 단호박 샐러드에 커리 치킨과 리코타 치즈를 토핑으로 추가하면 다양한 음식을 균형 있게 맛보고 즐길 수 있다. 매장이 많이 분포되어 있어 딱히 가고 싶은 식당이 없을 때 이용하면 무난하게 성공할 수 있다.

지니쌤 pick menu

단호박 샐러드 + 커리 치킨 + 리코타 치즈 토핑 추가
뿌리채소 샐러드

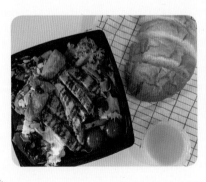
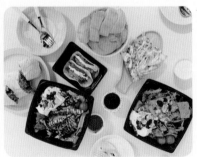

Sweet Balance 스윗밸런스

샐러드 카페 중 몇 군데 안 되는 '메뉴 별 칼로리를 표기'해 놓은 곳이다. 이곳
만의 특별한 레시피는 크게 없는 것 같지만 무난한 샐러드 중엔 이곳이 가장
맛있다. 소화하기 편한 웜 샐러드도 있어 몸이 무거운 날에 가서 먹기 좋으며
특히 이곳의 닭안심살이 맛있다.

지니쌤 pick menu

단호박 그린빈 샐러드 + 닭안심살 추가 + 오리엔탈 드레싱 변경

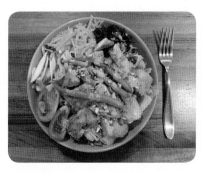 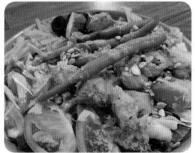

La FERME 라페름

정말 화려한 비주얼의 한 그릇이 나오는 곳이다. 가격대가 있는 편이지만, 그만큼 1인분의 양도 많고 토핑도 화려하다. 다이어터의 혼밥 장소보단 다이어트를 하지 않는 지인과 함께 맛있게 먹을 수 있는 슈퍼 푸드 건강 식당이다.

지니쌤 pick menu

그린 아보카도 샐러드
쿠스쿠스 치킨 스테이크

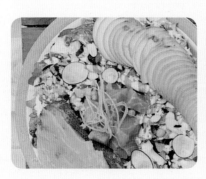 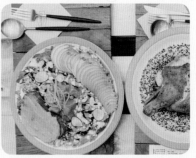

bills 빌즈

공간도 예쁘고 메뉴의 종류도 정말 많은 요즘 떠오르는 브런치 카페다. 특히 '샐러드'를 크게 좋아하지 않는 지인과 함께 식사하기 좋다. 내 식사로 샐러드를 주문해도 좋고 지인과 함께 샌드위치 1인분, 샐러드 1인분을 주문해 나누어 먹어도 좋다. '빌즈 리코타 핫케이크'로 유명한 곳이지만, 다이어터에게 가상 추천하는 이곳의 별미는 쏨땀 연어 샐러드다.

지니쌤 pick menu

쏨땀 연어 샐러드
그릴드 치즈 샌드위치

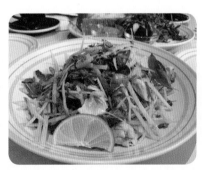 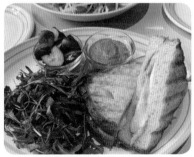

샐러드보다 좋은
일반식 섭취 가이드

다이어트를 어려워하는 많은 사람들은 일반식을 먹으면 살이 찐다고 생각한다. 하지만 약간의 센스만 발휘하면 일반식도 다이어트 식단 못지않은 클린 건강식이 된다. 다음의 가이드에 맞춰서 먹을 경우 샐러드와 영양구성은 크게 다르지 않으나, 음식에 대한 심리적 만족감이 높아 결과적으로 샐러드보다 훨씬 좋은 '다이어트 한 끼 식사'가 될 수 있다.

일반식으로 점심 혹은 저녁을 먹을 경우, 아침은 요거트와 과일 한 컵으로 유산균과 비타민을 섭취하고, 나머지 한 끼는 기존에 계획했던 다이어트 식단을 먹거나 다음의 가이드에 맞추어 한 끼를 더 챙겨 먹어도 무방하다.

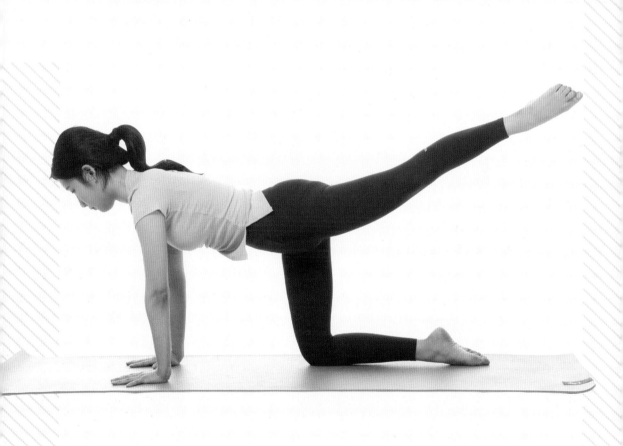

○ 샤브샤브(혹은 나베)

샤브샤브와 나베는 샐러드 못지않게 다이어트에
좋은 일반식 중 가장 추천하는 메뉴다. 샐러드의 경우
위장이 약한 사람에겐 '생 야채'가 오히려 부담스러울 수
있는데, 샤브샤브와 나베는 익힌 다양한 채소와 기름기 잡힌
고기를 섭취할 수 있어 소화 건강에도 좋다. 샤브샤브를 먹을 땐 1인분의 양
으로 나오는 고기와 채소 위주로 섭취하고, 죽과 국수만 피하면 식이섬유와
단백질이 풍부한 최고의 다이어트 한 끼가 된다.

○ 카이센동(과 같은 덮밥류)

카이센동과 덮밥의 경우 보통 밥 위에 '고기나 해산
물'이 가득 올라가는 구성으로 이루어져 있다. 소스도 크
게 자극적이지 않은 소스가 대부분이라 밥만 반 공기 덜고 한
그릇 뚝딱 먹으면 든든하고 맛있는 다이어트 한 끼가 된다. 덮밥류의 경우 채
소 섭취가 부족하니 다른 끼니에서 채소를 섭취해 하루 영양 구성을 맞추어
주는 것이 좋다. 주문 전 미리 '밥 반 공기만 주세요'라고 요청하는 것을 추천
한다.

○ 비빔밥(육회비빔밥, 산채비빔밥 등)

덮밥과 비빔밥의 차이는 '채소'다. 샐러드는 먹기 싫
지만 채소 섭취의 필요성을 느낀다면 비빔밥을 적극 활
용해보자. 주문할 때 '비빔밥에 소스 따로 주세요!'라고 요
청하면 이 역시 든든한 다이어트 한 끼 완성이다. 여기에 밥은 반
공기 덜고, 소스는 소량만 넣어 맛있게 먹으면 식이섬유까지 풍부한 다이어
트 건강식이 된다.

○ 정식(고등어정식, 불고기정식 등)

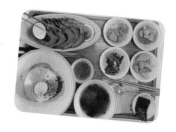

정식의 경우 밥, 반찬, 메인 반찬, 국으로 다양하게 구성된다. 밥은 반 공기만, 반찬은 메인 반찬 위주로 너무 짜다 싶지 않은 비율로 먹으면 된다. 특히 밥과 반찬을 같이 먹어도 좋지만, 밥만 오래 씹어 먹기를 한번 시도해보자. 밥을 충분히 씹어 삼킨 후 반찬을 먹으면 훨씬 더 필요한 양만 먹을 수 있어 과식을 피할 수 있다. 뿐만 아니라 그동안 몰랐던 밥의 매력적인 단맛에 빠질 것이다.

○ 김밥

요즘은 건강이 유행처럼 번져, '바*다 *선생, 로*김밥' 등과 같은 '좋은 재료'로 건강하게 만든 김밥집이 많다. 김밥을 주문할 때 '밥은 최대한 조~~~금만 넣어주세요!'라고 추가 요청해보자. 이 한 마디면 '탄단지(탄수화물, 단백질, 지방)'가 골고루 구성되고, 먹기도 편한 다이어트 한 끼가 될 수 있다.

○ 월남쌈

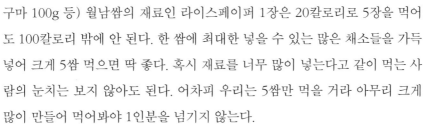

보통 다이어트 식단 한 끼 구성의 탄수화물은 100~200칼로리로 구성된다.(현미밥 100g, 고구마 100g 등) 월남쌈의 재료인 라이스페이퍼 1장은 20칼로리로 5장을 먹어도 100칼로리 밖에 안 된다. 한 쌈에 최대한 넣을 수 있는 많은 채소들을 가득 넣어 크게 5쌈 먹으면 딱 좋다. 혹시 재료를 너무 많이 넣는다고 같이 먹는 사람의 눈치는 보지 않아도 된다. 어차피 우리는 5쌈만 먹을 거라 아무리 크게 많이 만들어 먹어봐야 1인분을 넘기지 않는다.

○ 샌드위치

많은 사람들이 빵 한쪽이 들어간 샐러드는 철저한 식단으로 여기고, 샌드위치는 일반식 한 끼로 여긴다. 채소의 양만 다를 뿐, 샌드위치의 빵 한쪽만 떼고 먹으면 샐러드와 크게 다를 것이 없다. 어떤 샌드위치라도 좋으니 내가 먹고 싶은 샌드위치에 한쪽 빵만 떼서 먹으면 간단하고 만족스러운 다이어트 한 끼가 된다.

· 서*웨이의 경우 주문할 때 '빵파기' 요청이 가능하다. '빵 많이 파주세요!'라고 요청하면 직원분이 친절하게 빵을 파주어 한쪽 면을 떼지 않고 편히 먹을 수 있다.

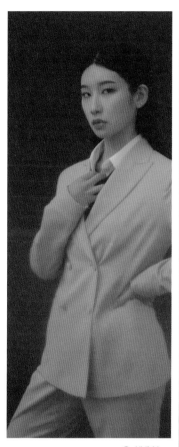
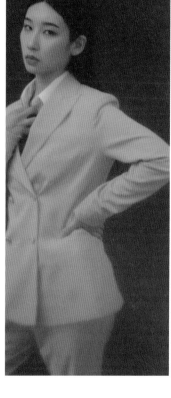

건강을 위해
먹지 말아야 할 음식은 있어도,
다이어트를 위해 먹지 말아야
할 음식은 없습니다.

고칼로리 음식
살찌지 않게 먹는 방법

다이어트 중 '고칼로리 음식이 너무 당긴다! 오늘만큼은 먹어야겠다!' 하는 날, 또는 메뉴 선택권이 없어서 어쩔 수 없이 고칼로리 음식을 먹으러 가야 할 때는 다음의 가이드를 참고해보자.

고칼로리 음식을 한 끼 먹었다고 살이 찌는 것이 아니라 먹은 김에 왕창 먹거나, 왕창 먹은 김에 다이어트를 잠시 내려두고 며칠간 폭식을 반복할 때 살이 찐다.

고칼로리 음식 앞에서 입이 터지지 않기 위해선 이 음식을 먹으면 붓기로 인해 당장 다음 날의 체중이 올라갈 순 있어도 진짜 살이 아닌 그저 '붓기'라는 사실을 알아야 한다.

또한 이 음식은 오늘만 먹을 수 있는 것이 아닌 내가 원하면 언제든지 먹을 수 있는 음식으로 여겨야 한다. 그래야 음식에 대한 필요 이상의 집착이 줄어 폭식을 방지하고 적당히 먹고 만족할 수 있다.

고칼로리 음식을 먹는 날은(예정이 되어 있다면) 앞 식사를 최대한 가볍게 해주자. 하루 종일 공복을 유지하다 고칼로리 음식 앞에 설 경우 허기가 두 배로 밀려와 허겁지겁 많이 먹기 쉬우니 식사 대신 간단한 과일 혹은 샐러드를 섭취해 주는 것이 좋다.

또한 수분 부족으로 오는 허기를 미연에 방지하는 것이 고칼로리 음식으로 과식할 확률을 줄일 수 있으니 약속 장소에 가기 전에 샐러드, 물 2리터만 잊지 말자.

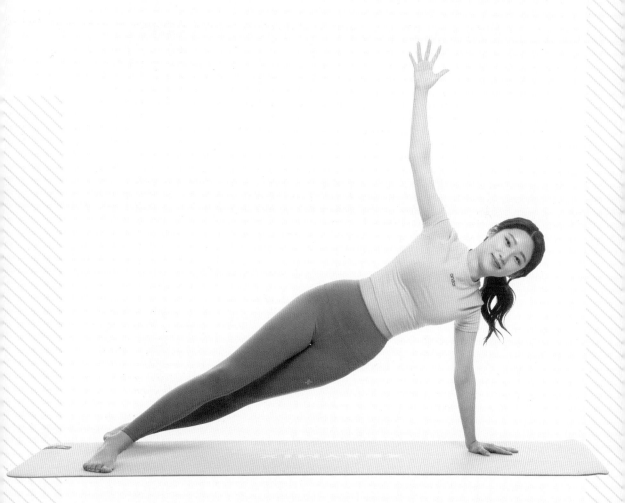

○ 찜닭&닭도리탕과 같은 빨간 맛, 한식

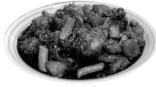

대부분 다 같이 먹는 빨간 맛 음식들은 조금
씩 덜어 먹다 보면 나도 모르게 먹는 속도가 빨
라지고 평소보다 많은 양의 음식을 섭취하기 쉽다.
이러한 음식은 앞 접시에 한 그릇 푸짐하게 담아 밥 반 공기와 먹자. 그래야
다른 사람들의 먹는 속도에 휘말려 과식하는 것을 방지할 수 있고 먹은 양도
체크할 수 있다.

○ 중식

대부분의 중식 메뉴는 한 그릇에 700칼로리가 넘는
다. 중식은 한 가지 메뉴를 먹기 보단 짜장면과 짬뽕,
탕수육에 단무지를 콜라보로 먹었을 때의 매력이 가
장 크다. 그래서 중식이 먹고 싶다면 가장 먹고 싶은 메
뉴를 한 가지만 골라 먹는 것이 좋다. 그리고 어떤 메뉴든 좋
으니 1/2인분만 먹어 내 하루 칼로리와 나트륨이 안전범위를 벗어나지 않게
조절하자. 그래야 중식을 즐긴 당일뿐만 아니라 다음날 찾아오는 가짜 식욕
의 위험에서 벗어나 다시 계획한 식단으로 돌아갈 수 있다.

○ 라면

라면 한 봉은 보통 500칼로리에 나트륨이 1700 정
도이다. 1/2인분만 먹을 경우 칼로리는 250이다. 국
물을 먹지 않는다면 나트륨은 크게 감소한다. 라면이
너무 먹고 싶다면 달걀 한 개 넣은 라면 1/2개만 먹자.
이렇게 먹으면 건강엔 영향을 미칠 수 있어도 다이어트를
방해하지는 않는다.

○ 삼겹살(족발과 같은 고기류)

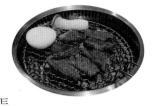

지방이 많은 고기는 적은 양에도 생각보다 칼로리가 높다. 하지만 충분한 단백질과 지방의 섭취는 지속적인 포만감을 주어 현명하게 먹는다면 다이어트에 꽤나 도움이 된다. 구워먹는 고기나 족발을 먹을 경우 밥이나 다른 식사는 피하고 채소 두 장에 고기를 올려 10쌈 정도 먹으면 된다. 밥이나 찌개만 피하고 같은 구성으로 먹는다면 사실 샐러드 카페에 파는 불고기 샐러드나 오리고기 샐러드와 다를 것이 없다.

○ 국밥(뼈해장국, 순대국 등)

'다이어트에 국물이 좋지 않다'는 이야기 때문에 국밥은 다이어트의 적이라 생각하는 사람들이 많다. 그런데 국밥은 다이어트의 적이 아니다. 국 안의 건더기는 어느 정도의 간이 되어 있더라도 삶은 음식이기에 양 조절만 잘하면 더할 나위 없이 좋은 다이어트용 일반식 한 끼가 될 수 있다. 1인분으로 나오는 국밥의 밥은 반 공기, 국은 건더기 위주로 먹는다면 오늘의 다이어트도 성공이다.

○ 햄버거

햄버거와 샌드위치의 차이는 빵의 종류, 패티의 여부 그리고 감자튀김을 함께 먹느냐 마느냐이다. 햄버거가 먹고 싶다면 콜라와 감자튀김은 패스하고, 빵 한 쪽을 덜어낸 햄버거 한 개를 즐겨보자. 샌드위치보다 칼로리와 나트륨은 높지만, '햄버거가 너무 좋아'라고 하는 사람은 애매하게 좋아하는 샌드위치보다 햄버거를 선택해 두 배 맛있게 먹는 것이 훨씬 행복한 다이어트가 된다.

○ 떡볶이

매콤한 떡볶이를 먹을 땐 순대와 튀김을 곁들인다. 요즘엔 달콤한 치킨이나 핫도그와 함께 먹는 것도 유행이다. 다이어트 중에 떡볶이의 유혹을 참기 어렵다면 먹어라. 대신 순대나 튀김 같은 메뉴 없이 떡볶이만 먹어보자. 분식의 대표 메뉴인 떡볶이는, 떡볶이 한 가지만 먹으면 생각보다 매력이 줄어든다. 그렇다고 순대나 치킨 없이 떡볶이를 왜 먹느냐고 생각하지 말자. 내가 좋아하는 떡볶이도 즐기고 다이어트에 대한 방해를 최소한으로 줄일 수 있는 가장 현명한 방법이다. 떡볶이는 2/3인분 정도만 먹기를 추천한다.

○ 피자

피자는 튀김 요리가 아닌 구운 요리이기에 양조절만 잘 한다면 생각보다 다이어트에 크게 나쁘지 않은 메뉴이다. 다른 선택지 없이 피자만 먹을 경우 일반 L 사이즈 기준 두 조각을 먹자. 대신 다른 끼니를 바나나 한 개와 달걀 두 개의 식단처럼 간단히 해결하는 것이 좋다. 피자 가게에서 샐러드와 함께 먹을 수 있다면 신선한 채소 샐러드와 함께 피자 한 조각을 즐기자. 영양이 골고루 구성된 다이어트 한 끼 식단이 되어 더할 나위 없다. 집에서 남은 피자를 데워 먹는다면, 닭가슴살 100g을 잘 구워 피자에 올려 먹자. 한 조각으로도 단백질이 풍부하고 포만감이 좋은 닭가슴살 피자를 즐길 수 있다.

○ 돈가스

돈가스는 탄수화물, 단백질, 지방의 집합체이며 고칼로리 음식이다. 이미 돈가스 자체에도 탄수화물이 충분하기에 밥은 먹지 말고 돈가스만 2/3인분 먹자. 이렇게 먹으면 고칼로리의 튀긴 음식이지만 다이어트에 크게 방해되는 양은 아니다.

○ 치킨

치느님의 유혹은 누구라도 견디기 힘들 것이다. 특히 다이어트 중이라면 더더욱 말이다. 치킨이 먹고 싶다면, 되도록 양념이 없는 훈제 소금구이 치킨을 추천한다. 하지만 꼭 프라이드치킨이어야 한다면 프라이드치킨을 먹어도 좋다. 오븐구이 치킨을 먹는다면 3~4조각 정도를 콜라 없이 소스에 찍어서 먹고, 일반 치킨을 먹는다면 1~2조각 정도를 즐기는 것을 권장한다. 치맥이 당긴다면 맥주 200밀리리터 정도를 추가해도 좋다. 안 먹고 스트레스를 받는 것보다는 조금이라도 먹는 것이 다이어트에 훨씬 도움이 된다.

○ 케이크(디저트)

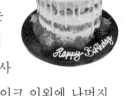

케이크를 좋아한다면 일주일 중 1~2일, 그중 한 끼는 식사 대신 케이크 한 조각을 먹는 것도 좋다. 달콤한 케이크는 한 조각만 먹어도 다이어트에 치명적일 것 같지만, 사실 대부분의 케이크는 한 조각에 500칼로리 이내다. 케이크 이외에 나머지 식사는 탄수화물을 제외한 가벼운 샐러드로 섭취한다면, 하루 총 영양구성을 살펴보더라도 평소 다이어트 식단과 크게 다르지 않다.

남들과 식사할 때 조금 먹고 많이 먹은 척 하는 방법

다이어트를 할 때 가장 곤란한 상황이 있다면, 내 식사량에 눈치를 주는 누군가와 함께 식사할 때다. 우리 예쁜 손녀 많이 먹으면 더 예쁘다며 끊임없이 음식을 권유하시는 할머니, 다이어트를 내심 응원하지만 안 먹는 건 걱정되어 맛있는 음식을 만들어 주시는 어머니, 오늘도 다이어트 한다고 안 먹냐 눈치 주는 친구, 식단 관리가 유난이라며 은근 핀잔주는 직장 동료들

내 식욕과의 싸움에서 이기는 것도 벅찬데, 함께 식사하는 사람들까지 이렇게 눈치를 주면 다이어트는 두 배로 힘들어진다. 물론 식욕은 싸워 이기는 것이 아닌 잘 만족시켜 주는 것이다. 다만 눈치를 주는 누군가와의 식사시간이 자꾸만 부담스럽고 스트레스라면 이 방법을 사용해보자. 양 조절이 어려운 고칼로리 음식도 적당한 양을 만족하며 먹을 수 있고, 같이 먹는 상대에게 잘 먹는 사람으로 인식되어 더 이상 '내가 먹는 양' 때문에 눈치 보지 않아도 된다.

"한 입을 최대한 오랜 시간 천천히 씹다가 삼키자."

누군가와 식사할 때 다이어트를 위해 혼자 식사 자리에서 빠지거나 참석하더라도 먹지 않고 가만히 있거나 조금 먹고 가만히 있는 모습을 보이면 상대에게 '안 먹는 사람'이라고 인식된다. 이제는 한 입을 먹고 입에 넣은 음식을 최대한 오래 열심히 씹다가 삼켜보자. 그런 다음 바로 다음 한 입을 먹어도 된다. 한 입을 작정하고 오래 씹으면 1분도 넘게 걸리며 이렇게 하면 보통 상대가 두 세입 먹을 때 한 입을 먹게 된다. 대략적인 식사 시간은 정해져 있으니 천천히 먹어라. 상대가 식사를 마무리하는 타이밍에 얼추 맞추어 같이 완료하는 것으로 충분하다.

그럼 여러분이 두려워하던 외식에서도 적당한 양을 먹을 수 있고, 다이어트 한다고 음식을 빼냐는 상대의 눈치를 안 봐도 된다. 상대의 시선에서 여러분은 식사 시간 내내 음식을 끊임없이 먹고 있었기 때문에 여러분이 열심히 잘 먹는다고 생각하게 된다. 상대가 여러분이 숟가락을 총 몇 번 들었는지까지는 굳이 세지 않는다. 상대도 먹기 바빠 사실 여러분의 숟가락 횟수뿐만 아니라 자신의 숟가락 횟수도 모른다.

따로 먹는 메뉴

국밥, 햄버거 세트처럼 각자 먹는 음식일 경우엔 '남은 양'으로 인해 상대에게 여러분이 먹은 양이 노출될 수 밖에 없다. 그래도 괜찮으니 걱정하지 말자.

예를 들어 회사에서 12시부터 1시까지 점심시간이라고 하자. 여러분은 팀원들과 같이 국밥을 먹으러 갔다. 천천히 느릿느릿하게 먹다보니 20분이 지나 팀원들이 식사를 모두 마칠 쯤 여러분의 국과 밥은 1/2이나 남아있다. 여러분이 그 음식을 마저 다 먹으려면 20분이나 더 걸린다는 소리다.

과연 그때도 안 먹는다고 눈치를 주던 상대가 자신을 20분이나 더 기다리게 하면서까지 여러분이 음식을 마저 다 먹기를 바랄까. 여러분이 오래오래 많이 먹는 것과 자신과 비슷한 타이밍에 식사를 종료하는 것 중 무엇을 더 반길까.

혹시 오지랖이 남다른 누군가 '넌 왜 이렇게 느리게 먹어'라고 묻는다면 '소화기가 남들보다 약해 병원에서 천천히 먹어야 한다고 하더라'라고 답하자. 거기다 '나도 빨리 먹고 싶은데 자꾸 체해서 천천히 먹으려 노력 중이다. 어려운 것 같다'라고 하면 금상첨화다.

아무리 재능 있는 오지라퍼도 이렇게 이야기하면 더 이상 여러분에게 '자신의 기준에 맞는 식사법'을 무례하게 강요하지 못할 것이다.

그럼에도 끊임없이 지적한다면, '내 몸으로 들어가는 음식 내가 정하겠다는 데 무슨 상관이냐'하고 속으로 생각하며 무시해버리자. 다이어트를 하기 위해 천천히 먹는 여러분이 유난스러운 것이 아니라 여러분에게 자신의 식사 스타일을 강요하는 상대의 배려가 부족한 것이다.

같이 먹는 메뉴

다른 사람들과 같이 먹는 메뉴에서 적용시키면 그야말로 천하무적이다. 여러분은 그저 한 입을 오래 먹는 것에만 집중하면 된다. 그럼 음식은 자연스럽게 줄어들 것이며 여러분이 얼만큼 먹은 지는 거의 티가 나지 않는다.

예를 들어 찜닭을 먹을 때 앞 접시에 덜어 먹는다고 가정해보자. 여러분이 1~2접시 밖에 먹지 않았어도 상대의 시선 속 여러분 접시에는 음식이 계속 있었고, 여러분은 계속 먹고 있던 것으로 기억되어 각자 먹은 고깃덩이의 개수를 굳이 세어 공유하지 않는 이상 아무도 알지 못한다.

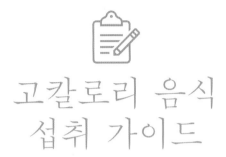

고칼로리 음식
섭취 가이드

1 중식 : 가장 먹고 싶은 메뉴를 한 가지만 골라 1/2만 먹는다.

2 라면 : 달걀 한 개를 넣은 라면 1/2개만 먹는다.

3 삼겹살 : 채소 두 장에 고기를 올려 10쌈만 먹는다.

4 국밥 : 국물 대신 건더기 위주로 반 반 공기와 먹는다.

5 햄버거 : 콜라와 감자튀김은 패스, 빵 한 쪽을 덜어낸 햄버거를 먹는다.

6 떡볶이 : 오로지 떡볶이만 2/3인분을 먹는다.

7 피자 : L 사이즈 기준으로 두 조각을 먹는다.

8 돈가스 : 밥은 패스, 돈가스만 2/3인분 먹는다.

9 치킨 : 훈제 소금구이로 3~4조각, 프라이드치킨으로 1~2조각 먹는다.

10 케이크 : 한 끼의 식사 대신 케이크 한 조각을 먹는다.

다이어트를 방해하는
치명타를 해결하라

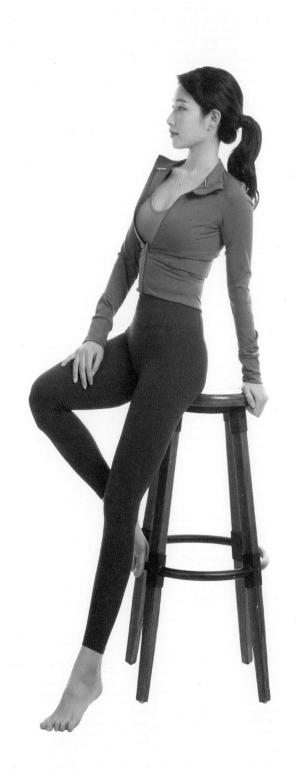

무너지게 되는 날,
족집게 솔루션

　다이어트를 성공적으로 이끌기 위해선 일상 속 체중이 오르게 하는 요소들을 줄여나가는 것이 정답이다. 그동안 찌고 빠지고의 반복으로 몇 년의 다이어트에도 내 체중과 몸매가 요지부동이라면, 다시 새로운 다이어트 계획을 세우기 이전에 '나를 살찌게 만드는 상황들'을 파악해보자.

　더 강력한 다이어트로 살 빠지는 속도를 가속화하는 것보다 체중감량을 말짱 도루묵으로 만드는 상황들을 줄여나가는 것이 진정으로 요요 없는 다이어트를 이어나갈 수 있는 솔루션이다.

혼자 있을 때 많이 먹는다

누군가와 함께 식사할 땐 적당히 먹는데, 약속에서 돌아온 후에 많이 먹거나 혼자 있는 시간에 식욕이 왕성해진다면 누군가와 함께 식사하는 시간을 돌이켜보자.

'혼자 있는 시간 vs 누군가와 함께 있는 시간' 중 유독 한쪽 상황에서 식욕을 주체하지 못한다면 그 원인은 의외로 반대의 상황에 있다.

밖에서 사람들과 시간을 보내고 집에 와서, 또는 가족들이 모두 자는 새벽에 혼자만의 시간을 가지다 폭식이 시작된다면 누군가와 같이 있는 시간에 마음 편히 음식을 즐기지 못했기 때문이다.

이유는 각자 다양하다. '나는 다이어트 하는 사람'으로 인식되어 있어서 그에 맞는 모습을 보이기 위해 절제하며 먹기도 하고, 누군가에게 많이 먹는 모습을 보여주는 것이 부끄러워서 함께 먹을 땐 음식에 집착하지 않기도 한다. 때로는 가족들 중 누군가가 내 다이어트를 응원하기에 그 기대에 부응하기 위해 애써 '소식'을 하기도 한다.

함께 먹을 때 양이 얼마든 간에 마음 편히 음식과 시간을 온전히 즐겼다면 문제될 것이 전혀 없다. 다만 타인의 시선 때문에 '이럴 땐 이래야 해'라는 강박 속에 함께하는 식사자리가 눈치 보며 먹는 시간으로 고착될 경우 어떤 음식을 먹든 만족할 수 없다. 그래서 혼자 있는 시간에 그때 만끽하지 못한 음식을 2~3배로 보상받고 싶어진다.

혼자 있는 시간의 식욕 때문에 힘들다면, 누군가와 함께 먹는 자리에서 충분히 먹으려고 시도해보자. 적당히 먹는 습관이 익숙하지 않아, 먹다보니 지나치게 많이 먹게 되어도 괜찮다. 충분히 먹어도 좋으니 내 마음이 만족할 수 있게 먹어야 한다. 그래야 혼자 있을 때 남몰래 시작되는 식사 2차전을 줄일 수 있다.

같이 있을 때 먹으려고 시도하다 너무 많이 먹더라도 후회하지 말자. 그때 억눌러봤자 결국 혼자 있는 시간에 '폭식'이라는 결과를 만들어 다이어트를 원상 복귀시킬 것이다. 지금은 무작정 잘하려고만 하지 말고 반복적으로 폭식하는 패턴을 정확히 인지한 후 그 패턴을 고치고 줄여나가는 것이 필요하다.

약속에 나가면
많이 먹는다

앞서 이야기한 내용과 반대되는 상황이지만 결국 같은 이야기다. 혼자 있을 때는 나만의 다이어트 식단을 잘 유지하다가 친구들과의 약속, 남자친구와 데이트만 하면 그동안 참아오던 식욕이 물밀듯이 몰아치는 이유는 누군가와 함께 있는 시간을 '내가 유일하게 음식을 먹을 수 있는 시간'이라고 여기기 때문이다.

평소 혼자 있는 시간에 건강하고 클린한 다이어트 식단을 유지하려 부단히 노력했다면, 누군가와 함께 있는 시간을 다이어트 식단으로부터의 도피처라 여기게 된 것이다. 물론 약속장소에 나갈 때마다 '적당히 먹고 무너지지 않으리'라고 매번 다짐하겠지만, 오늘은 왠지 먹어도 괜찮을 것 같은 마음에 자꾸만 디저트를 찾게 된다.

다이어트 중 현명하게 치팅데이를 가지는 것은 너무나 좋다. 다만 평소에 내가 먹고 싶던 것을 적당히 즐기며 먹는 것이 아닌 '지금이 아니면 안 된다'란 생각으로 예방접종처럼 미리 먹어두는 것은 옳지 못하다.

자꾸만 이런 상황이 반복된다면 누군가와 함께 있을 때 특히 생각나는 음식의 종류를 파악해보자. 매운 음식, 치킨, 디저트, 고칼로리, 한식 무엇이든 좋다. 생각나는 그 음식들을 혼자 있는 시간에 내가 먹고 싶다면 언제든 먹을 수 있다고 생각을 바꿔보자.

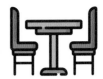

물론 생각날 때 언제든 시켜먹어도 좋다. 그래야 누군가와 함께하는 시간에 과식하거나 폭식하는 습관을 줄여 다이어트를 원상 복귀시키는 상황들을 줄여나갈 수 있다.

누군가와 있을 때 자꾸만 많이 먹게 된다면 약속을 줄이거나 피할 것이 아닌 혼자 있는 시간에 '내가 먹고 싶은 음식'을 적당히 먹는 연습을 시작하자.

여러분은 할 수 있다!

부모님 집에 가면
하루 종일 먹는다

유독 기숙사에 살거나 자취하는 다이어터들에게 이런 경우가 많다. 오랜만에 사랑하는 부모님을 뵙는 것도 좋고 현란한 솜씨의 엄마표 집밥을 먹는 것도 설레지만, 집에만 다녀오면 1~2kg이 기본으로 찌는 바람에 설렘보단 두려움이 앞선다. 평소 조절을 잘 하다가도 부모님 집에만 가면 적당히 먹기 어려운 가장 큰 이유는 '먹는 시간과 먹지 않는 시간에 대한 경계'가 사라지기 때문이다.

오랜만에 아들, 딸이 온다는 반가운 마음에 부모님은 별것 없다며 상다리가 부러질 만큼의 푸짐한 상을 차려 주실 것이다. 그렇게 다이어트는 잠시 잊고 마성의 집밥을 든든히 먹고 나면, '과일은 살 안 찐다'며 당도 높은 과일을 후식으로 또 내어주신다.

그렇게 배불리 먹고 편한 마음에 뒹굴거리다 보면 소화가 되기도 전에 금세 다음 식사시간과 마주한다. 분명히 먹지 않으려 다짐했지만, 막상 정성이 가득 담긴 식탁을 외면하기란 여간 어려운 일이 아니다. 그렇게 두 끼 정도 먹으며 더부룩한 위장과 컨디션이 찾아오지만, 결국 음식에 사로잡혀 부모님이 권유하지 않더라도 이것저것 음식들을 계속 먹게 된다.

부모님의 집에 방문할 때마다 왕창 먹고 살이 쪄 스트레스를 받는다면, 먹는 시간과 먹지 않는 시간을 정확히 구분해보자. 음식은 적당히 기분 좋게 먹은 상태에선 멈추기가 쉽다. 배부른 상태에서는 오히려 식사를 멈추는 것이 어렵다.

적당히 기분 좋게 먹은 상태는 몸도 가볍고 컨디션도 좋아, 숟가락을 내려놓아도 만족이 되지만, 배가 부른 상태에선 몸도 마음도 늘어져 이미 다이어트는 잊어버리고 점점 더 배부른 상태로 향해 간다. 결국 부모님 집에서 한 번 배부른 컨디션이 세팅되고 나면 늘어진 상태로 끊임없이 먹기만 하다 돌아오게 된다.

　가능하다면 아침은 스킵하여 공복을 유지하고 점심과 저녁 두 끼만 만끽하자. 기본 식사에 이것저것 과일과 주전부리를 지속적으로 먹으면 금방 2000~3000칼로리를 훌쩍 섭취하게 된다.

　아침을 스킵하고, 간식까지 확실하게 패스한 후 오로지 점심 그리고 저녁만 먹자. 집밥으로 점심, 저녁을 먹되 밥 1/2공기와 반찬을 적당히 즐기면 많아도 700칼로리 정도가 된다. 두 끼를 먹어도 1400칼로리로 하루 기초대사량과 비슷해진다.

　혹시 이렇게 먹는 것이 많이 먹는 것처럼 느껴진다면, 평소 해오던 다이어트 식단이 지나치게 조금 먹은 것은 아닌지 돌이켜봐야 한다. 앞서 추천한 식사법으로도 충분히 살이 빠질 수 있으며 하루 사이 1~2kg이 찔 수 있는 양이 되지 않는다.

1~2일 사이 체중의 변화에 민감하게 반응하지 않으면 좋겠다. 내 신체리듬, 컨디션과 수분량의 차이로 살이 쪘어도 체중이 잠깐 낮게 나올 수도 있고, 빠졌어도 높게 나올 수 있다.

체중을 자주 재며 결과에 따라 스트레스를 많이 받는다면, 오히려 1주일이나 한 달에 한 번 정도만 가벼운 마음으로 측정하는 것이 좋다.

늦은 시간만 되면 야식이 생각나 먹지 않으면 잠들기 어렵다

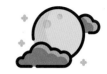

식욕이 왕성해지는 시간대는 사람마다 다르다. 물론 다이어트를 하는 중이라면 내내 식욕과의 사투를 벌이겠지만 매번 다이어트를 무너지게 만드는, 참다가 결국 포기하고 먹게 되는 각자 개인의 시간대가 있다. 그중 많은 다이어터들이 가장 힘들어하는 시간이 야식이 창궐하는 저녁이다. 야식 습관은 굳어질수록 체중감량은 물론 건강한 수면 습관과도 멀어지게 된다.

그러나 전날 먹은 야식에 대한 죄책감으로 다음날 허기질 때까지 공복을 유지하다간 다음날 또다시 야식의 유혹에 넘어가게 되는 악순환을 만든다. 이런 사람들의 마음은 낮엔 편안하지만 어두운 밤이 될수록 점점 불안해진다. 전날의 야식에 대한 죄책감을 덜기 위해 대책 없이 굶었다면 여러분이 불안을 느끼는 늦은 시간에 식욕이 두 배는 더 왕성해지는 것이 당연하다 하겠다.

반복되는 야식 패턴을 줄이기 위해선 평소 야식 먹는 시간에서 3시간 정도 앞당긴 시간에 양질의 저녁 식사를 먹는 것이 좋다. 여기서 말하는 양질의 저녁 식사란 탄수화물, 단백질, 지방 그리고 식이섬유가 골고루 갖추어진 건강한 밥상을 말한다.

예를 들어 평소 12시에 야식을 자주 먹었다면, 낮 시간엔 탄수화물을 제외한 샐러드류의 건강하고 가벼운 식사를 하고, 12시에서 3시간 앞당긴 저녁 9시에 하루 중 가장 푸짐한 식사시간을 가지는 것이다.

가장 추천하는 식단은 밥 100g, 모둠 채소 쌈, 닭가슴살 혹은 삶은 고기 100g, 김치와 된장 조금이다. 이렇게 식욕을 필요 이상으로 자극하지 않으면서 포만감이 가득한 식사를 하여야 늦은 시간에 찾아오는 식욕에 대한 불안을 잊고 편히 잠들 수 있다.

9시면 늦은 시간인데 그때 먹으면 살이 찌지 않을까 하는 걱정은 하지 않아도 된다. 내가 살이 찌느냐 빠지느냐의 여부는 얼마나 일찍 식사를 마무리 하느냐가 아닌 하루 총 섭취량이 얼마 만큼인가에 달려있다. 무엇보다 밤 12시에 야식으로 치킨, 피자, 족발을 시켜 먹고 바로 잠드는 것보다 9시에 양질의 저녁 식사를 하는 것이 다이어트에도, 건강에도 훨씬 좋다.

늦은 시간 식욕으로 인해 마음이 자꾸만 불안정해진다면, 갑자기 야식을 끊는 것이 아닌 야식 시간을 조금씩 앞당기는 것이 야식 습관과 수면 습관도 천천히 개선해 나갈 수 있다.

새벽에 깨서 야식을 먹어야 다시 잠이 든다

잠드는 것까진 쉬운데 새벽에 깨서 야식을 먹고 잠드는 습관이 있다면 실제로 배가 고파 깬다기 보단 음식을 먹어야 한다는 불안감에 깨는 패턴이 만들어져 있는 것이다. 이 습관을 없애기 위해 마냥 '오늘은 그냥 잠 들어야지!' 하고 다짐해봤자 자다 깬 몽롱한 상태의 선택을 막기란 여간 어려운 일이 아니다.

이럴 때는, 앞선 내용과 마찬가지로 9시 정도의 시간에 양질의 저녁 식사를 해주는 것이 좋다. 또한 새벽에 깼을 때 충분히 먹어도 되는 먹거리를 준비해두는 것도 좋다. 이때 가장 추천하는 종류는 호박즙, 호박사과즙, 양배추즙 같은 많이 달지 않은 즙이다.

달지 않은 즙을 미리 준비해 두고 잠에서 깨면 일단 즙부터 마셔보자. 추천한 채소즙 혹은 채소 과일즙은 당이 높지 않아 달달한 과일즙보다 혈당을 크게 자극하지 않고, 음식에 대한 욕구도 어느 정도 만족시켜 줄 것이다.

달지 않은 채소즙은 칼로리도 30칼로리 이내로 자꾸만 자다 깨서 음식을 먹는다면 미리 준비해둔 채소즙으로 폭식을 시도하자. 듬뿍! 먹어도 좋다는 생각으로 마음 편히 먹는 것이 포인트다. 처음에 세 봉으로 만족하지 못한다면 열 봉을 뜯어 먹어도 좋다.

물론 건강식도 많이 먹으면 몸에 해롭다. 하지만 새벽에 편의점 과자, 라면, 치킨을 먹고 자는 것보단 훨씬 이롭다. 위에 최대한 부담이 적은 액체류의 건강한 음식을 먹고 취침하는 패턴이 반복되다보면 갈수록 즙의 섭취량은 줄어들 것이다. 나중엔 새벽에 깨더라도 금방 다시 잠에 들거나 깨지 않고 푹 자는 날들이 조금씩 늘어날 것이다.

자다 깨서 먹는 패턴이 생겼다면, 의식이 완전히 돌아오지 않은 몽롱한 상태에 무방비로 먹는 일이 부지기수이다. 이럴 땐 냉장고 앞이나 먹거리가 있는 수납장 앞에 의자와 같은 장애물을 설치해 두는 것도 좋은 방법이다. 잠에서 깨 음식을 먹기 위해 전날 설치한 장애물을 치우다 보면 정신이 좀 더 맑아져 '먹지 않고 다시 잠을 요청할' 확률이 높아진다.

아침에 특히
식욕이 왕성하다

식욕이 왕성해지는 시간대는 각자 다양하다. 사람들 중에는 일어나자마자 배고픔을 크게 느끼는 사람들이 있다. 이들은 정신이 맑아지기 전에 이미 어떤 음식이든 먹고 있다. 내 몸의 컨디션이 채 깨어나기도 전에 음식을 섭취하면, 야식만큼은 아니지만 생각보다 소화기에 부담을 준다.

또한 아침부터 많은 양의 음식을 섭취할 경우 오늘 이미 다이어트는 글렀다는 마음에 그날의 모든 식사를 필요 이상으로 계속 먹기가 쉽다.

아침 배고픔이 가장 왕성하다면 얼마든지 먹어도 좋다. 다만, 기상 직후에 바로 섭취하기 보다는 야외로 나가 딱 10분만 산책하는 정성을 기울여보자. 식욕은 내 생각을 작은 집착에 가두면서 시작되고 고착된다. 잠깐 햇볕을 쬐고 맑은 공기를 마시는 것만으로 아침 식욕에 대한 생각은 생각보다 별게 아님을 느끼게 만든다.

그리고 집으로 돌아와 산책하기 전과 동일하게 배가 고프더라도 기상 직후 몽롱한 상태에서 먹는 것보다 훨씬 편안하고 만족스럽게 식사에 임할 수 있다.

만약 아침과 늦은 시간 모두 식욕이 왕성하다면, 아침의 공복시간을 조금씩 늘려주는 것이 좋다. 아침의 공복을 오래 유지하기 어렵다면 공복을 크게 깨지 않는 커피, 소금, 혹은 방탄커피를 활용하는 것도 도움이 된다. 방탄커피를 도전해볼 생각이라면, 인터넷에 흔히 알려진 비율의 레시피보단 맛과 칼로리에 대한 부담이 적은 방탄커피 라이트 버전인 '이즈니 버터 4g, 코코넛 오일 2g, 커피 4g'의 레시피를 추천한다.

디저트
끊기가 어렵다

디저트 때문에 다이어트를 힘들어하는 사람들의 식단은 대부분 음식섭취 사이의 간격이 좁다. 2~3시간 이내로 식사나 간단한 간식을 계속 달고 있으며 다이어터의 다양한 케이스 중 공복시간에 대한 두려움이 가장 크다. 지속적으로 음식을 먹는 경우 조금의 공복만 유지해도 심리적 허기가 찾아오는 것이 당연하지만 사실 디저트를 틈틈이 섭취할 경우 짧은 시간 혈당에 많은 영향을 주어, 오히려 안 먹는 상황보다 훨씬 음식을 갈구하게 만든다.

혹시 다이어트에 있어 가장 힘든 점이 디저트에 대한 집착이라면 일주일 중 디저트 먹는 시간을 따로 정해두면 좋다. 달콤한 간식을 끊기 위해 '오늘부터 달콤한 음식은 절대 안 먹을거야'라고 다짐하면 그 절제가 간식에 대한 더 큰 욕구를 일으켜 며칠 내로 더 많은 양의 디저트를 먹게 된다. 반대로 '조금씩 줄여야지!'라는 애매한 계획을 세울 경우 지금과는 크게 다르지 않는 양의 디저트를 먹게 되어 변화 없는 몸에 답답함을 느낄 것이다.

이들에게 추천하는 솔루션은 7일 중 1~2일 정도는 한 끼 대신 디저트 먹는 시간을 정하는 것이다. 일명 '디저트 타임!' 디저트 타임엔 내가 좋아하는 정말 맛있는 디저트를 준비해 죄책감 없이 만끽하는 시간을 가지는 것이다.

그동안 디저트를 먹기 시작하면 지나치게 먹었다고 두려워하지 말자. 억누르고 절제하다 먹은 경우엔 먹은 김에 먹자라는 마음과 함께 폭식의 시발점이 되지만, 스스로 디저트를 얼마든 먹어도 되는 시간이라 정하고 온전히 즐긴다면 생각보다 적은 양으로도 만족할 수 있다.

가장 추천하는 패턴은 7일중 하루, 세끼 중에서 점심으로 '디저트 타임'을 가지는 것이다. 아침은 스킵한 후 편의점에서 산 빵이 아닌 소문난 맛집의 정말 맛있는 빵이나 간식을 준비해 달콤한 맛을 느끼며 어떻게 만들어졌을지 상상하며 온전히 즐기는 것이다. 이때 600칼로리 이내의 양으로 준비한다.

점심의 간식은 대부분 탄수화물이기에 저녁으로 탄수화물을 제외한 단백질과 지방이 풍부한 샐러드(추천 샐러드 : 닭가슴살+아보카도 샐러드, 연어 샐러드)를 먹으면 하루 총 영양구성이 다른 다이어트 날과 크게 다르지 않다. 뿐만 아니라 내가 좋아하는 디저트를 충분히 즐기는 시간을 가진 덕분에 이후 샐러드도 더 행복하고 맛있게 먹을 수 있다.

만약 위의 패턴을 유지하다 '디저트 타임'이 아님에도 유독 디저트가 너무 먹고 싶다면 작게 포장된 간식을 먹자. 간식에 대한 니즈가 강해질 때 무턱대고 대용량의 간식을 사게 되면 결국 멈추지 못해 다 먹고 후회가 밀려온다. 하지만 작은 봉지를 먹을 경우 다 먹어도 크게 다이어트에 방해되지 않을 양이라 심리적 안도감을 얻을 수 있다. 그와 동시에 간식을 먹었다는 죄책감도 줄일 수 있다.

탄산음료를
끊기가 어렵다

탄산음료 중독은 디저트와 마찬가지로 음식 섭취에 대한 휴식시간 없이 끊임없이 섭취한다. 콜라, 사이다와 같은 탄산음료에 집착이 강하다면 매일 마시되 탄산이 가장 당기는 시간대를 찾아 그때 마셔라. 마치 아껴둔 히든카드를 꺼내어 사용하듯이 탄산음료 마시는 시간을 '찬스'라 여기고 마실 수 있는 시간에 탄산음료 한 잔을 온전히 만끽해라. 또한 처음엔 제로콜라, 0칼로리 사이다와 같은 설탕이 함유되어 있지 않은 탄산음료로 대체해 주고, 이후에 천천히 탄산수에 과일식초를 희석시킨 것을 마시고, 좀 더 지나서는 과일 향 나는 탄산수나 무첨가 탄산수로 조금씩 바꾸어 나가는 것을 추천한다.

이때 주의할 점은 제로콜라에 들어 있는 설탕감미료는 마신 직후엔 탄산이 주는 포만감이 생기지만, 이후 가짜 식욕을 유발하며 건강에 해로울 수 있다. 0칼로리라고 안심하고 의지하기보단 탄산음료를 끊는 용도로 여겨주는 것이 좋다.

또한 치킨이나 피자처럼 탄산음료와 함께 먹으면 맛이 배가 되는 음식들을 먹을 땐 오히려 탄산음료가 해당 고칼로리 음식을 더 많이 먹게 만드는 역할을 한다. 고칼로리의 음식도 좋고 탄산음료도 좋다면, 고칼로리 음식을 충분히 먹은 다음에 마무리로 탄산음료 마시기를 추천한다. 먹는 순서를 조금 바꿈으로써 전체적인 음식 섭취양을 줄이는 것이다. 느끼함을 달래줄 탄산음료가 없어서 고칼로리의 음식 섭취량도 줄일 수 있고, 먹은 음식으로 이미 포만감이 생겼기에 탄산음료도 입이 정돈될 만큼의 소량으로 충분히 만족할 수 있다.

술에 취하면
왕창 먹는다

술을 세 잔만 마셔도 식욕억제 호르몬인 렙틴이 30% 정도 줄어든다. 또한 식욕을 억제하는 뇌의 시상하부에 직접적인 영향을 주기 때문에 고칼로리 음식에 대한 욕구를 증가시킨다. 그래서 술자리에서는 평소보다 더 많은 양을 먹게 되고, 기름진 튀김이나 면 요리, 국물 요리가 당기는 것이다.

호르몬 때문이라는 이유는 일부에 불과하다. 여러분이 술과 안주를 한 번 먹기 시작하면 계속 먹는 이유 그리고 술에 취해 필름이 끊긴 상태에서 엄청난 양의 음식을 먹는 이유는 평소 다이어트 하느라 식욕을 억제했기 때문이다. 다음날 기억이 나지 않을 정도로 '취했을 때 음식을 먹는 정도'는 그동안 내가 '억눌려 왔던 식욕'과 비례한다. 다이어트에 관심이 없는 사람 혹은 적당히 즐기면서 자기관리를 하는 사람은 술에 취하더라도 필요 이상으로 음식을 먹지 않는다.

술에 취했을 때마다 왕창 먹는다면 어떻게 해결하는 것이 좋을까. 물론 근본적인 해결책은 술에 취해도 식욕이 화나지 않게 평소 음식에 대한 욕구를 잘 다스리는 것이다. 하지만 오랜 기간 다이어트의 반복과 실패를 거듭했다면 식욕은 불안정한 상태에 놓이게 될 것이고, 안정권으로 되돌리는 데에 오랜 시간이 걸린다.

만약 술자리에서 한 번 먹기 시작하면 끊임없이 먹는 스타일이거나 술에 취하면 기억에 없는 수많은 고칼로리의 음식들을 먹어치우는 습관이 있다면, 식욕이 안정권에 들기 전까진 술을 취하지 않도록 적당히 마시는 것이 좋다.

그동안 술을 취하기 위해 즐겨왔다면 이제는 1~2잔 정도의 술을 곁들이며 함께 마시는 누군가와 보내는 시간 자체를 즐겨보자. 그러면 적당히 기분 좋은 컨디션으로 잠들어 다음날도 가벼운 아침을 맞이해 숙취 없는 맑은 하루를 보낼 수 있다.

다이어트와 술 먹방 두 가지를 모두 포기할 수 없다면 냉정히 생각해보자. 취해서 술과 안주를 왕창 먹는 것이 나쁜 게 아니라 그렇게 참아오던 고칼로리 음식을 왕창 먹었는데, 먹은 기억도 없이 내 뱃속에 고스란히 칼로리만 쌓여있는 것만큼 억울한 상황이 또 있을까! 마치 누군가 내 몸에 들어와 음식을 맘껏 먹여놓고 도망간 듯 억울할 것이다.

만약 앞으로 술자리가 생긴다면 술만 한두 잔 즐기려고 노력해보자. 혹시 오늘 취하도록 마시고 싶다면, 차라리 좋아하는 친구와 엄청 맛있는 음식에 취하러 가는 것은 어떨까.

술 마신 다음날
왕창 먹는다

글리코겐은 우리 몸이 제일 먼저 사용하는 에너지원을 말한다. 과음한 다음날이면 우리 몸은 알코올을 처리하기 위해 글리코겐을 상당 부분 사용하게 되는데, '이것'이 급히 사용되어 체내에 부족해지면 허기가 물밀 듯 밀려온다. 글리코겐은 탄수화물로 보충할 수 있기 때문에 술 마신 다음날 설탕이 들어간 군것질이나 면, 밀가루 요리가 유독 당기는 것이다.

또한 술은 이뇨작용을 촉진시켜 다음날 우리 몸을 수분 부족 상태에 놓이게 만든다. 보통 술 마신 다음날 안주를 많이 먹었어도 평소보다 날씬해 보이는 이유는 아쉽게도 살이 빠진 것이 아니라 수분과 글리코겐이 부족해진 탓이다. 술 마신 다음날의 폭식을 예방하기 위해선 일어나자마자 샤워부터 하는 것이 좋다. 체내의 부족한 수분을 일부 채워주는 동시에 판단이 흐려진 정신을 맑은 상태로 만들어 해장 폭식을 방지할 수 있다.

술 마신 다음 날의 이상적인 루틴은 샤워 후 러닝머신을 30~40분 정도 가볍게 뛰며 1리터 정도의 수분을 섭취하는 것이다. 이후 좋은 컨디션으로 닭가슴살 샐러드와 같은 가벼운 식사를 권하지만, 전날의 과음으로 헬스장에 향할 힘도 없다면 종일 누워있어도 좋지만, 잠깐 일어나 샤워라도 하고 다시 누워서 쉬자. 그냥 누워있을 때보다 고칼로리 해장 음식에 대한 생각을 70%는 줄여줄 것이다.

> 폭음한 다음날 첫 끼로 고칼로리의 음식을 접하게 되면 많은 양을 먹게 되는 것이 당연하다. 식욕을 무작정 참으려 하기 보단, 당연히 과식할 수밖에 없는 상황을 최대한 피하거나 줄이는 것이 현명한 다이어트 방법이다.

월경 주기만 다가오면
끊임없이 배고프다

월경 전엔 호르몬의 영향으로 식욕이 왕성해지고, 월경 중엔 많은 양의 혈액 배출로 인해 왠지 내 몸을 위해 먹어주어야 할 것 같다. 그리고 월경 후엔 다이어트 황금기라 PMS(월경 전 증후군) 전에 먹은 디저트를 빠르게 태울 기회라 생각하고 파이팅 넘치는 계획을 세웠다가 오히려 무너지기 일쑤다.

인터넷에 월경 주기별 다이어트 방법에 대한 정보도 많고 물론 맞는 말이지만, 이 정보를 믿고 그대로 따르다간 매달 하는 월경 때마다 다이어트가 휘청거릴 것이다. 호르몬도 중요하지만 항상 더 귀 기울여야 할 것은 '내 마음의 소리'이다.

월경이 다가올 때 평소보다 식욕이 왕성해진다면 호르몬의 영향도 있지만 '나는 월경이 다가오면 식욕을 주체하지 못해!'라는 생각이 만들어낸 가짜 식욕도 한 몫 한다.

월경 일주일 전과 진행 중엔 평소 먹던 식단에 300칼로리 정도를 추가해 이 정도는 더 섭취해도 되는 범위라 여기고 편히 먹자. 그래야 마음에 부담이 줄어 가짜 식욕이 누그러져 내 몸이 진짜로 필요한 만큼만 섭취할 수 있다.

평소 1200칼로리의 다이어트 식단을 계획했다면 이 기간엔 1500칼로리를 계획하고, 달콤한 간식이 생각난다면 영양균형은 잠시 미루어두자. 하루 섭취 칼로리 선에 맞추어 간식을 즐기는 것이 월경 전과 월경 중의 폭식을 방지할 수 있다.

나아가 월경이 끝난 이후에 지나치게 굶는 다이어트를 계획하지 않아도 되기에 체중과 감정의 굴곡 없이 원활하게 잘 이어나갈 수 있다.

　　유독 음식이 먹고 싶다면, 먹는 스스로의 모습을 미워하고 방치하기 보단 '내 몸이 음식을 필요로 하고 있구나' 라며 내 몸의 신호에 집중해보자. 내 몸이 전하는 이야기를 억누르지 말고 존중해 주어야 다이어트와 식욕에 대한 스트레스를 줄일 수 있다.

여행만 다녀오면
살이 훌쩍 쪄서 온다

여행지에서 살이 급격하게 쪄오는 이유는 보통, 여행 직전에 너무 강력한 다이어트를 했기 때문이다. 여행 계획이 생길 경우 여행지에서 예쁜 휴가 룩을 입기 위해 혹은 인생 샷을 건지기 위해, 모호하던 다이어트에 대한 목표가 뚜렷해져 평소 애매하게 지속하던 다이어트를 훨씬 잘 해낸다.

문제는 이 뚜렷한 목표가 여행 직전까지인데 있다. 평소보다 강력해진 의지로 식욕을 절제하며 해오던 다이어트는 여행지의 맛집들과 함께 해방을 선언하고, 그날의 여행은 힐링여행이 아닌 먹방여행이 된다. 단순히 휴가 룩과 인생 샷을 위한 여행이 아닌 일상으로부터의 휴식을 위한 여행이었음에도 불구하고 너무 많은 양의 음식을 먹어 오히려 일상보다 컨디션이 다운되고, 잘 쉬었다는 느낌보단 늘어져 있다 돌아오게 된다.

이런 패턴이 반복된다면 '내가 여행을 가는 이유'에 대해 다시 생각해 볼 필요가 있다. 예쁜 사진을 남기는 것도 맛있는 음식을 먹는 것도 좋지만, 여행은 일상과는 다른 곳에서의 어떤 것들을 경험하고 느끼며 나를 충전하는 시간이다. 진정으로 만끽할 수 있는 휴식은 휴가지의 음식을 마구 먹는 것이 아닌 적당히 즐기며 가벼운 컨디션과 기분을 유지하며 힐링하는 것이다. 그래야 돌아온 이후에도 좋은 컨디션으로 일상에 복귀할 수 있다.

다가오는 여행은 기대되지만 살쪄 돌아올 스스로가 두렵다면, 휴가 전의 강력한 다이어트는 조금 내려두고 '진정으로 행복할 수 있는 휴식 방법'은 무엇인지부터 고민해보자.

주기적으로
폭식을 반복한다

자꾸만 반복되는 폭식으로 몸도 마음도 힘든 상태라면, 폭식한 직후의 나를 그대로 직시해야 한다. 절제하지 못하고 먹은 스스로가 답답하여 외면하고 싶겠지만, 그 상태의 컨디션을 지속적으로 느끼고 생각해야 한다. 만약 오늘도 폭식을 했다면 그건 한심한 선택이 아닌 '현재의 불안에서 벗어날 수 있는' 가장 효과적인 방법을 선택한 것일 뿐이다.

스트레스가 올라오거나 불안이 생긴 때 음식이 생각나고 먹을까 말까의 초조함에 놓여있으니, 먹고 늘어져버리면 이 불안 속에서 빨리 벗어날 수 있기에 반복적으로 '폭식'을 선택하는 것이다.

폭식 습관을 없애기 위해선 폭식을 한 이후 먹은 양을 외면하고 더부룩한 컨디션을 방치한 채 잠들 것이 아닌 먹은 이후 무슨 생각이 드는지, 내 컨디션이 어떤지를 그대로 바라보아야 한다.

'나 자신'에게 나는 폭식한 이후의 결과를 좋아하지 않는다는 것을 반복적으로 인지시켜 주어야 한다. 그래야 또 다른 불안한 상황이 오더라도, '아, 지금 먹을까 말까 고민되지만 지금 먹는 것은 최선의 선택이 아니야'라는 생각으로 폭식의 빈도를 줄여나갈 수 있다.

나쁜 습관은 하루아침에 갑자기 없애는 것이 아닌 조금씩 줄여나가야 하며, 꾸준히 줄여나가기 위해선 나쁜 습관이 반복되었을 때 나에게 어떤 영향을 미치는가를 끊임없이 느끼고 공부해야 한다. 그래야 나쁜 습관이 올라올 때, 진정으로 나를 위한 선택을 할 확률이 높아지고, 결과적으로 그 습관에서도 벗어날 수 있다.

커피는 다이어트에
약일까, 독일까

커피문화가 대중화를 넘어서 이젠 생활의 한 부분으로 자리 잡혔다. 커피 중에서도 특히 아메리카노는 설탕을 넣지 않으면 '0'칼로리에 가까워 부담이 적고 입맛도 깔끔하게 해주어 가장 많이 찾는 음식 중 하나다.

이러한 커피를 두고 다이어트와 관련된 의견이 분분하다. 체중감량을 위해 일부러 챙겨 마시는 사람도 있고, 다이어트를 위해 커피를 끊는 사람도 있다. 과연 두 가지 중 무엇이 정답일까. 커피는 다이어트에 이로울까, 해로울까.

아침 10시 30분에
뜨거운 아메리카노를 마셔라

이론상 커피를 마시는 가장 좋은 시간은 오전 10시 30분이다. 우리 몸은 기상 후 코르티솔을 분비하여 몸에 활력을 올린다. 이 코르티솔의 분비는 기상 후 1~2시간 동안 활발하게 분비되는데, 이때 커피를 마시면 카페인이 뇌를 필요 이상으로 자극하고 코르티솔의 분비를 줄여 나중엔 내 몸 스스로 활력을 찾기가 어려워진다. 아침에 커피를 마시지 않으면 힘이 없는 사람들이 바로 이 때문이다.

그래서 코르티솔이 충분히 분비되었다가 떨어지기 시작하는 10시 30분 정도에 커피를 마시는 것이 호르몬의 자연스러운 분비를 방해하지 않으면서 하루에 좋은 컨디션을 유지하는 데 도움이 된다.

한국은 '얼죽아'라는 신조어가 나올 만큼 따뜻한 아메라키노보단 차가운 아이스 아메리카노를 선호한다. 아이스 아메리카노만의 시원하고, 입맛을 깔끔하게 정돈해주는 매력은 너무나 치명적이지만 '만성변비'를 달고 있다면 아이스보단 따뜻한 아메리카노를 마시는 것이 좋다. 꼭 마셔야한다면 조금씩 삼키거나 미지근한 물 한 잔을 마신 뒤에 먹는 것이 위장 건강에도 좋다.

기상시간이 일정하지 않다면, 물리적인 시간보다 일어난 후부터 두 시간 이후가 커피를 마시기 가장 좋은 시간이다.

하루에
얼마나 마실까

성인기준 하루 카페인 권장량은 400mg이하이며, 우리가 자주 가는 프랜차이즈 카페들의 아메리카노 기본 사이즈 한 잔의 카페인 함량은 100~200mg이다. 카페인은 커피뿐만 아니라 다른 음식에도 들어 있어, 매일 커피를 마시고 싶다면 하루에 기본 사이즈 혹은 조금 큰 사이즈 한 잔 정도를 마시는 것이 좋다.

아메리카노는 마시는 방법, 시간대에 따라 다이어트에 이로울 수도 해로울 수도 있다. 무엇보다 중요한 것은 커피를 마신 후 나의 컨디션이다. 만약 카페인에 예민해 오전 중에 한 잔의 커피만 마셔도 그날 잠을 이루지 못한다면 디카페인 커피 한 잔 혹은 커피를 아예 끊는 것이 좋다.

반대로 카페인에 둔감해 밤 9시에 커피를 마시고도 11시에 잠을 잘 잔다면 사실 언제 마셔도 무방하다. 그러니 '내 건강', '내 컨디션'에 해가 되지 않는 범위 내에서 '나에게 맞는' 올바른 방법으로 섭취하는 것이 가장 좋다.

카페명	컵 크키	카페인 함량(mg)	
		아메리카노	콜드브루
The Coffee○○	Small	202	404
Drop○○	Regular	160	148
Star○○	Tall	121	168
Eid○○	Regular	89	198
Angel○○	Small	158	288
coffee ○○	Regular	103	119
Tom○○	Tall	110	234
Two○○	Regular	137	213
Pascu○○	Regular	202	259
Hollys○○	Regular	148	194

※ 프랜차이즈 카페의 카페인 함량

운동 중엔
커피냐, 물이냐

커피 속의 카페인은 일시적인 운동능력 향상과 지방분해 촉진의 효과가 있다. 카페인은 신경전달 물질로, 운동할 때 지방이 에너지로 쓰이기 좋게 만들어 주는데, 이를 위해선 카페인이 몸 전체에 잘 퍼진 상태여야 한다. 충분히 퍼지는데 45분 정도가 걸리고 효과는 3시간 정도가 지속되니 운동 1시간 전에 아메리카노를 마시는 것을 추천한다.

운동 중에는 땀을 많이 흘리기 때문에 이뇨작용이 있는 커피보단 물을 틈틈이 섭취해 수분을 보충해 주는 것이 좋다. 운동 중 커피를 마실 경우 활력이 더해지는 기분은 들지만, 오히려 시간이 갈수록 수분이 부족해져 운동 후 '엄청난 식욕'이 밀려온다. 그래서 운동 1시간 전에 커피를 마시고 운동 중엔 물을 마시는 것이 다이어트에 가장 이롭다.

커피와 불면증

커피를 마시면 카페인이 내 몸의 혈액에 12시간 동안 흐른다. 평소 잠을 잘 못자는 사람들은 되도록 오전 중에 마시는 것이 숙면에 방해받지 않을 수 있다. 커피가 다이어트에 좋지 않다고 하는 것은 다이어트의 3요소(운동, 섭취, 휴식) 중 휴식 부분에 지장을 주기 때문이다.

수면이 지속적으로 부족하면 가짜 식욕이 유발되고, 건강에도 좋지 않아 너무 늦은 시간에 마시거나 너무 많은 양의 커피를 마시는 것은 피해야 한다.

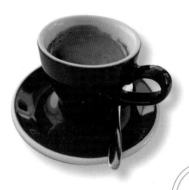

마약 같은
시럽 없는 카페라테

언젠가부터 하루 중 필수코스가 된 '카페라테', 단 음식보다 고소한 음식의 매력이 훨씬 치명적이다. 카페라테를 좋아하는 사람들은 혼란에 빠진다. 매일같이 카페라테를 마셔왔을 경우 아메리카노는 왠지 심심하고 당기지 않는다. '시럽을 뺀 카페라테이니 다이어트에 나쁘진 않을 거야'라고 생각하면서도 내심 이것 때문에 살이 빠지지 않을까 걱정된다. 그렇다고 무지방우유로 변경하기엔 맛이 없다. 다이어트 중 카페라테는 어떻게 마셔야 할까.

매일 한 잔씩 얼마든지 마셔라. 사실 다이어트 성공의 여부는 카페라테를 마신 여부가 아니다. 그날 먹은 모든 음식에 따라 달라진다. 그러니 좋아하는 음식을 다이어트 때문에 스트레스 받으며 끊지 말고, 적당히 먹으면서 다이어트를 이어나갈 수 있는 식단을 지키면 된다. 카페라테를 포함한 추천 식단은 일반식 두 끼(밥 1/2인분)와 카페라테 한 잔이다. 물론 여기에 일반식이 아닌 샐러드가 들어가도 좋다.

다만 주의할 점은, 내가 좋아서 매일 즐기는 음식에 주객이 전도되어 '먹어야 할 것 같다는 생각에 먹는 음식'이 되지 않아야 한다. 모든 음식은 내가 진짜 먹고 싶을 때 먹는 것이지, 먹어야 할 것 같은 느낌 때문에 먹어야만 하는 음식은 없다.

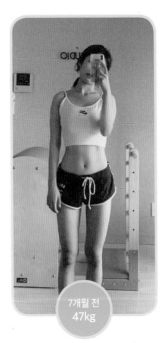
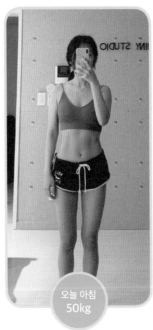

7개월 전
47kg

오늘 아침
50kg

나쁜 습관은 대개 즉시 좋은 기분을 느끼지만
궁극적으로는 나쁜 기분을 느끼게 된다.
좋은 습관은 이와 반대로 당장은 즐겁지 않더라도
궁극적으로는 좋은 기분을 느낀다.
다른 식으로 말하면 좋은 습관의 비용은 현재에 치르며
나쁜 습관의 비용은 미래에 치른다.

―《아주 작은 습관의 힘》중에서

운동이 취미,
건강을 위한
운동 요정이 되자

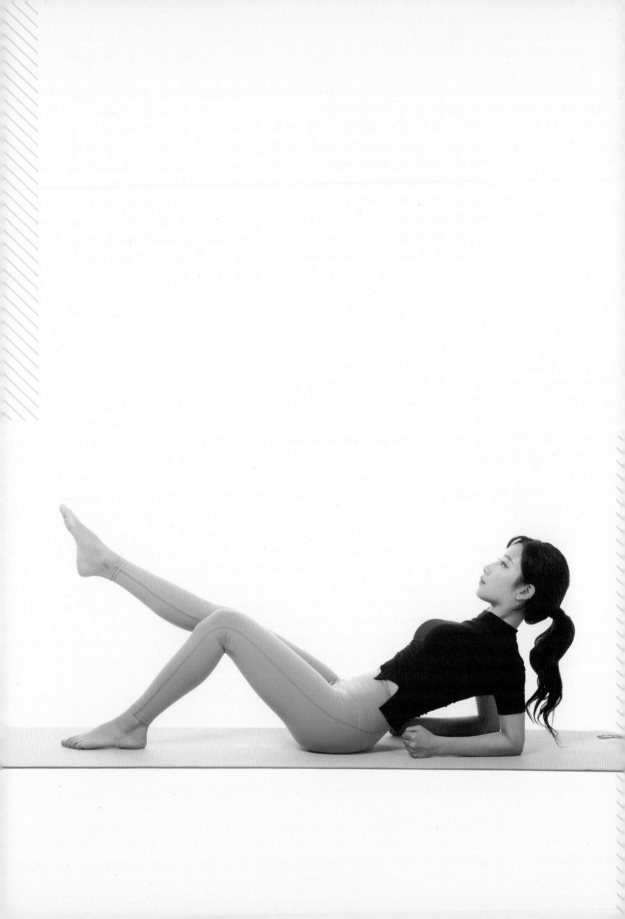

운동센터,
제대로 활용하는 방법

다이어트를 결심하면 가장 먼저 찾게 되는 곳은 '헬스장' 그리고 떠오르는 신흥강자 '필라테스 센터'다. 하지만 아무것도 모르는 상태에서 무턱대고 등록했다간 기부천사로 남기 쉽다.

각 센터별 현명하게 등록하고 이용할 수 있는 꿀팁을 알아보고 등록 전 참고해서 합리적인 소비자가 되길 바란다.

헬스장과
PT수업

○ 가장 좋은 헬스장 고르는 방법

헬스장을 고를 때 가장 우선시 되는 것은 '접근성'이다. 우리는 일상 속 피곤한 몸을 이끌고 힘을 내어 헬스장에 간다. 헬스장이 집에서 조금이라도 멀면 가는 길의 귀찮음이 우리의 운동의지를 자꾸만 방해한다. 멀리 있는 시설 좋고 핫한 헬스장을 일주일에 한두 번 방문해서 1주일 치 열정을 다 쏟아 붓고 기진맥진하는 것보다, 집에서 가장 가까운 헬스장에 등록해 10분이라도 매일 가는 것이 좋다. '센터의 시설'과 '청결'은 그 다음 문제다. 꾸준히 다니다 불편함이 느껴지면 그건 그때 가서 생각하자.

○ 헬스장 등록 방법

센터마다 세부적인 금액의 차이는 있지만, 1일 방문, 1개월, 3개월, 6개월, 1년 등 보통 한 번에 많은 기간을 등록할수록 할인율이 커진다. 등록하려고 간 센터에서 때마침 '정말 짜릿한 할인율의 이벤트'를 진행하고 있더라도 처음엔 1~3개월 정도만 등록하는 것이 좋다. 가장 저렴하고 혜택이 커 보이는 1년을 무턱대고 등록했다간 헬스장 기부천사로 남기 쉽다. 1~3개월 정도 먼저 이용해 본 후, 내가 이 센터에 꾸준히 잘 다닐 수 있을 것 같다면 그 이후에 6개월이나 1년을 결제해도 절대 손해 보지 않는다. 1년을 결제하고 한 달을 다니다 기부천사로 남는 것보다 기회비용이 훨씬 적을 것이다.

○ 가성비 좋은 센터 이용 방법

보통 헬스장엔 GX수업이 잘 구성되어 있다. 등록 시 조금의 추가금만 지불하면 센터의 GX를 편하게 이용할 수 있다. 헬스장에서 무슨 운동을 할지 모르겠는데, PT 가격이 부담스럽다면 이 GX를 적극 활용해보자. 매트 필라테스, 요가, 줌바 댄스, 다이어트 댄스 등 프로그램도 다양해 저렴한 가격으로 다양한 운동을 경험할 수 있다.

· 운동을 처음 시작한다면 이 GX를 통해 나에게 맞는 운동을 찾는 것도 좋은 방법이다.

· GX수업으로 운동량이 부족하다 느껴질 땐, 유산소 30분만 추가해도 충분하다. 적당한 운동은 식욕을 잡아주지만 너무 오래 할 경우 식욕이 올라 살이 더 찌기 쉽다. 다이어트에 가장 좋은 운동량은 내 체력에 맞는 강도와 시간이다. 시행착오를 겪어가며 식욕을 내려주고 몸에 에너지가 생기는 '나만의 적정 운동량'을 찾는 것이 좋다.

· 체지방을 활활 태우는 러닝머신 운동은 다음을 참고하면 좋다. 만약 경사 설정이 없는 러닝머신이라면 5분 간격으로, 속도는 4와 8을 반복하여 운동한다.

시간	경사	속도
0~3분	5	4
3~10분	10	5
10~17분	0	8
17~24분	20	3
24~30분	0	5

○ 나에게 맞는 PT 선생님 찾는 방법

헬스장을 등록할 때 '무료 2회 개인레슨'을 주는 곳이 대부분이다. 따로 찾는 선생님이 없다면 센터에서 '스케줄이 맞는 선생님'을 배정해준다. 무료 2회 수업은 공짜로 선생님의 수업을 경험할 수 있는 좋은 기회이기 때문에 모르는 상태에서 선생님을 배정받기 보단 아껴두는 것이 좋다.

'나중에 받겠다'는 의사를 전한 뒤 혼자 센터를 다니면서 수업하는 선생님과 회원들을 지켜보라. 선생님의 레슨 스타일이 어떤지, 대놓고 뚫어져라 구경할 순 없지만, 한 달 정도 다니며 지켜보면 나와 맞을 것 같은 선생님이 보일 것이다. 그때 무료수업을 신청해 수업을 받아보고 PT 진행 여부를 결정하는 것이 좋다.

> 헬스장 등록과 마찬가지로 PT도 많은 횟수를 한 번에 등록할수록 할인율이 커지지만, 너무 많은 횟수보단 10회 혹은 20회 정도만 등록해 시작하는 것이 좋다.

필라테스 센터

○ 필라테스 센터 고르는 방법

필라테스 센터는 헬스장과는 조금 다르게 '접근성'보단 공간에 대한 만족도가 큰 곳이 좋다. 보통 필라테스를 다닐 경우 매일보단 주 2~3회 정도를 다니고, 운동은 힘들지만 '힐링'하러 간다는 마음도 있어서 조금 거리가 있어도 마음이 편안해지는 공간을 추천한다.

또한 실력 있는 선생님이 많은 센터를 찾고 싶다면, 눈에 들어온 센터에 전화해 '자격증 교육'에 대해 문의해 보라. 체인화 되어있는 필라테스 센터라면 보통 그 센터에 근무하는 선생님은 해당 센터에서 자격증을 취득했기에 '자격증 교육'이 얼마나 탄탄한지 확인해 볼 수 있는 좋은 방법이다. '우리는 단기간에 부담 없이 빠르게 자격증을 취득할 수 있어요'를 강조하는 센터보다 '과정은 어렵지만 어느 곳보다 확실한 양질의 교육과정입니다'를 강조하는 센터에 다니는 것을 추천한다.

물론 개인으로 센터를 운영하는 분들 중에도 잘하는 분이 많지만, 선생님에 대한 정보가 충분하지 않다면 위 방법이 어느 지역에서나 적용할 수 있는 가장 안전하고 확실한 방법이다.

○ 나에게 맞는 개인 레슨 선생님 찾는 방법

필라테스 센터 레슨은 보통 그룹 매트 필라테스, 8:1, 3:1 등 소그룹 기구 필라테스, 1:1 개인 필라테스로 구성되어 있다. 처음부터 개인 레슨을 시작하기보단, 다양한 선생님의 수업을 받을 수 있는 그룹 매트 혹은 소그룹 기구 필라테스를 등록하자. 선생님이 고정인 그룹 수업만 있다면 월별로 바꾸어 듣는것도 하나의 방법이다. 물론 같은 선생님의 그룹과 개인 레슨에도 차이가 있지만, 몇 번 수업을 받다보면 함께 운동하고 싶은 개인 레슨 선생님을 찾을 수있을 것이다.

운동이
취미가 되는 방법

다이어트를 하기 위해 꼭 헬스장에 가란 법은 없다. 세상엔 우리가 취미로 할 수 있는 운동 종류들이 생각보다 많다. 가장 좋은 운동은 단시간에 칼로리를 가장 많이 소모하는 운동이 아닌 내가 재미있게 즐길 수 있는 운동이다. 그래야 꾸준히 할 수 있고, 실질적인 운동 효과도 볼 수 있다.

클라이밍, 수영, 등산, 탄츠플레이, 발레, 골프, 승마, 배드민턴, 테니스, 탁구, 축구, 농구 등 인터넷에 운동을 조금 찾다보면 '어라, 이거 재밌겠는데~' 싶은 운동이 있을 것이다. 흥미가 가는 운동에 도전해보자. 하고 싶은 운동의 금액이 부담스럽다면 동호회를 이용하는 것도 좋은 방법이다.

클라이밍

○ 장점

체형교정 특히 라운드 숄더에 좋으며 일상 속에 사용되지 않는 상체의 근육이 많이 사용되어 상하체 근육의 밸런스를 찾는데 좋다. 특히 아웃사이드라는 동작은 옆구리를 날씬하게 만들어 주어 의외로 여성스러운 라인을 만드는데 정말 좋은 운동이다. 또한 짧은 시간에 많은 양의 칼로리가 소모되며 구기 종목처럼 다른 사람과 함께 게임하며 즐길 수 있는 스포츠다.

○ 단점

단단한 홀드를 손으로 잡고 이동하다 보면 손에 굳은살이 많이 생기며, 손톱을 최대한 짧게 깎아야 해 네일아트를 좋아하는 사람이라면 둘 중 한 가지는 포기하는 것이 좋다. 또한 대부분 실내 암벽장에서 초크를 사용하기에 기관지가 약한 사람에겐 부담이 될 수 있다.

등산

○ 장점

요즘은 포장된 산길이 많아, 거창한 장비 없이도 누구나 도전할 수 있다. 평소 헬스장과 같은 갇힌 공간에서 운동해왔다면 드넓은 공간에서의 산행은 여행 못지않은 힐링을 선사해줄 것이며 작은 집착에서 벗어나게 도와줄 것이다.

○ 단점

무릎이 약한 사람에게 내리막길은 관절에 부담이 될 수 있어 최대한 엉덩이와 허벅지의 힘에 집중하여 내려오는 것이 좋다.

수영

○ 장점

평소 열이 많고 땀이 많이 나는 체질이라면, 땀에 대한 불편함 없이 운동을 즐길 수 있다. 전신 코어에 집중한 상태에서 다른 움직임을 만들어내며 전신 체지방 감량에 아주 효과적이다. 평소 헬스장의 러닝머신이 지루해 유산소 운동을 꾸준히 하지 못했다면 수영을 적극 추천한다.

○ 단점

수영하기 전, 후로 소요되는 시간이 많으며 단시간에 많은 체력을 사용해 수영이 끝난 직후 식욕이 왕성해져 폭식으로 이어지기 쉽다. 만약 수영으로 다이어트를 한다면 수영 직후엔 충분한 물과 건강식을 먼저 섭취하고 충분히 쉬어주는 것이 좋다.

탄츠플레이

○ 장점

탄츠플레이는 체형교정과 무용, 운동을 동시에 할 수 있어, 운동에 흥미가 없어도 재미있게 할 수 있다. 주로 그룹수업으로 이루어지며 클래스별 난이도가 달라 나에게 맞는 수업을 신청해 들으면 된다.

○ 단점

그룹수업이지만 생각보다 저렴하지 않은 가격이며, 내성적인 성격이라면 동작을 따라하는 것이 부담스러울 수 있다.

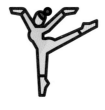

구기 종목

○ 장점

주로 누군가와 함께하는 구기 종목은, 게임을 즐기다 보면 엄청난 양의 칼로리가 덩달아 소모된다. 운동을 좋아하지 않는 사람이 체력을 증진시키고 몸에 활력을 불어 넣기에 아주 좋은 운동이다.

○ 단점

테니스, 배드민턴, 축구, 골프 등 대부분 공으로 하는 운동은 양쪽 근육을 골고루 사용하지 않아 체형의 불균형이 올 수 있으며 운동 중 부상의 위험이 다른 운동보다 상대적으로 높다.

내가 가진 색깔을 바꾸려 하지 말고,
가장 빛나도록 가꾸어라

끊임없이 다이어트를 시도하지만 실패하고 폭식으로 무너지기를 반복한다면 새로운 다이어트를 재도전해도 좋다. 오랫동안 체중에 큰 변화가 없어 답답하기도 하겠지만, 분명히 그 사이 많은 경험을 했고 배운 것들도 많을 것이다.

굶는 다이어트를 시도한 경험이 있다면 지나친 절식은 건강에 좋지 않다는 것을 깨달았을 것이고, 다양한 다이어트를 경험하며 건강에 대한 많은 정보도 습득했을 것이다. 이렇게 여러 가지를 겪어가며 나쁜 것은 줄이고, 좋은 것은 이어나가려 노력하다보면 분명히 더 좋은 결과가 만들어질 것이다.

단순히 체중에 변화가 없다고 스스로를 아무것도 해내지 못한 사람이라 여기지 말자. 여러분이 잘못한 건 완벽한 다이어트 계획을 그대로 실천하지 못한 것이 아닌 계획 중 지키지 못한 일부에 집중해 '나는 의지가 약한 사람'이라 단정 짓고 포기한 것이다.

내가 잘한 것은 내가 알아주고 인정해주어야 한다. 그래야 다시 힘을 내 미로 속에 다른 길을 찾아 나설 것이고 언젠가 미로 속에서 완전히 탈출할 수 있다.

계획한 다이어트를 삼일 만에 폭식으로 마무리하는 것은 전혀 잘못된 것이 아니다. 내가 내 자신을 사랑할 수 있는 모습으로 만들려고 노력하는 과정이 어찌 문제가 될 수 있겠는가. 가까이 보면 작심삼일 다이어트지만 멀리서 보면 몇 년간 꾸준히 노력하는 한결같은 모습이 아닌가.

여러분은 스스로를 사랑하기 위해 충분히 노력하고 있고 매 순간 최선을 다하는 중이다. 다만 아직 나에게 맞는 자기관리의 균형을 찾지 못해 조금 헤매고 있을 뿐이다. 현재의 내 모습을 인정하자. 그리고 계속 걸어가자.

사람들은 각자 자기만의 매력이 있다. 이 매력을 색깔에 빗대어보자. 하늘색과 핑크색 중 어느 색이 더 예쁠까? 각자 취향에 따라 누군가는 하늘색을, 누군가는 핑크색을 더 예쁘게 느낄 것이다. 내가 가진 매력이 핑크색이라고 하늘색을 부러워할 필요도 없고, 반대로 하늘색이라고 핑크색으로 애써 바꾸지 않아도 된다.

남들과 비교하지 않아도 된다. 진정한 자기관리는 나만의 매력을 살려 가장 빛나도록 가꾸어 나가는 것이다.

나는 한 달에
1kg만 빼기로 했다

펴낸날 초판 1쇄 2020년 4월 20일
 4쇄 2020년 5월 8일

지은이 이지은

펴낸이 강진수
편집팀 김은숙, 백은비
디자인 임수현

인 쇄 ㈜우진코니티

펴낸곳 (주)북스고 **출판등록** 제2017-000136호 2017년 11월 23일
주 소 서울시 중구 퇴계로 253 (충무로 5가) 삼오빌딩 705호
전 화 (02) 6403-0042 **팩 스** (02) 6499-1053

ⓒ 이지은, 2020

ISBN 979-11-89612-58-0   13510

이 도서의 국립중앙도서관 출판예정도서목록(CIP)은 서지정보유통지원시스템 홈페이지(http://seoji.nl.go.kr)와
국가자료종합목록시스템(http://kolis-net.nl.go.kr)에서 이용하실 수 있습니다. (CIP제어번호 : CIP2020014058)

책 출간을 원하시는 분은 이메일 booksgo@naver.com로 간단한 개요와 취지, 연락처 등을 보내주세요.
Booksgo 는 건강하고 행복한 삶을 위한 가치 있는 콘텐츠를 만듭니다.